Iqbal Hussain Udaipurwala

Cenários clínicos em otorrino-laringologia

Iqbal Hussain Udaipurwala

Cenários clínicos em otorrino-laringologia

Uma abordagem orientada para os problemas

ScienciaScripts

Imprint

Any brand names and product names mentioned in this book are subject to trademark, brand or patent protection and are trademarks or registered trademarks of their respective holders. The use of brand names, product names, common names, trade names, product descriptions etc. even without a particular marking in this work is in no way to be construed to mean that such names may be regarded as unrestricted in respect of trademark and brand protection legislation and could thus be used by anyone.

Cover image: www.ingimage.com

This book is a translation from the original published under ISBN 978-620-6-84582-9.

Publisher:
Sciencia Scripts
is a trademark of
Dodo Books Indian Ocean Ltd. and OmniScriptum S.R.L publishing group

120 High Road, East Finchley, London, N2 9ED, United Kingdom
Str. Armeneasca 28/1, office 1, Chisinau MD-2012, Republic of Moldova, Europe
Printed at: see last page
ISBN: 978-620-7-67238-7

Conteúdo

EAR

Caso 1

Um doente do sexo masculino, de 28 anos de idade, veio à consulta com queixas de dor no ouvido esquerdo durante os últimos 2 dias. Inicialmente, a dor era ligeira a moderada, mas no dia seguinte aumentou e tornou-se grave. Também apresentava surdez e inchaço à volta do canal auditivo, com alguma secreção de rata. Ao exame, o pavilhão auricular esquerdo estava muito sensível, especialmente sobre o tragus, com pus amarelado a sair. Ao retrair o pavilhão auricular, era visível uma tumefação arredondada, mole e flutuante no meato auditivo externo (fig. 1.1). Não foi possível examinar a parte mais profunda do canal e a membrana timpânica devido à dor.

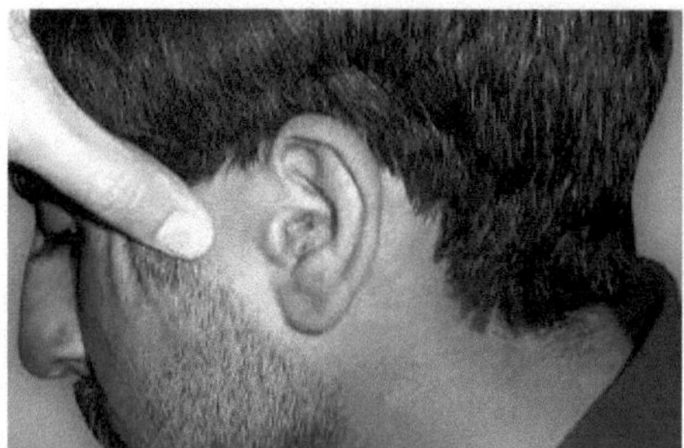

Fig. 1.1
Inchaço arredondado, macio, sensível e flutuante no
meato auditivo externo

Pontos importantes da história:

1- Qualquer história prévia de descarga do ouvido. Neste caso, não havia qualquer antecedente.

2- Antecedentes de diabetes mellitus ou outros estados de imunodeficiência. Neste caso, não existem tais antecedentes.

3- Hábito de coçar as orelhas com qualquer objeto afiado. Não existia tal historial.

4- Qualquer historial de natação, especialmente em águas sujas. Não existe qualquer historial.

Pontos importantes do exame clínico:

1- Palpação do trago, do pavilhão auricular e da área da mastoide para detetar a existência de sensibilidade. O trago e o pavilhão auricular estavam sensíveis, mas a área da mastoide não estava sensível neste caso.

2- Teste de sonda do inchaço. A tumefação era muito sensível e macia. Não foi possível mover a sonda à volta de toda a tumefação, ou seja, a tumefação surge da parede do canal na sua parte cartilaginosa exterior.

3- O teste do diapasão mostrou surdez do tipo condutiva. O teste de Rinne foi negativo no ouvido esquerdo e positivo no ouvido direito, o teste de Weber foi lateralizado para a esquerda e o teste de Schwabach foi igual ao examinador em ambos os ouvidos.

Diagnóstico:

O diagnóstico mais provável deste caso foi "ouvido fervente".

Diagnóstico diferencial:

O diagnóstico diferencial neste caso pode ser:

1- Pólipo auricular: No caso de um pólipo auricular, existe uma história de descarga crónica do ouvido durante um longo período de tempo. Além disso, o teste de sonda permite diferenciar um pólipo de uma tumefação proveniente do canal auditivo externo.

2- Osteoma: Trata-se de um tumor benigno de origem óssea e situa-se na parte óssea mais profunda do canal auditivo externo. É duro e normalmente não é sensível.

Investigações:

Não foi efectuada qualquer investigação sobre este caso.

Tratamento:

Tratava-se de um caso de furúnculo de grandes dimensões, com pus e flutuação, e o doente já estava a tomar antibióticos sem qualquer alívio. Assim, foi planeada uma incisão e drenagem sob anestesia local. Foi efectuada uma incisão longitudinal paralela ao canal auditivo externo. O pus foi drenado e enviado para cultura e sensibilidade. O canal auditivo externo foi tapado com pomada anti-séptica. Foi administrado um antibiótico contra o Staphylococcus aureus por via parentérica (amoxicilina com ácido clavulânico).

O pus drenado após a incisão e a drenagem foi enviado para cultura e sensibilidade, que revelou um forte crescimento de Staphylococcus aureus. Verificou-se que os organismos eram sensíveis à amoxicilina com ácido clavulânico, pelo que o mesmo antibiótico foi continuado durante 7 dias.

Discussão:

O furúnculo é uma infeção aguda do folículo piloso por estafilococos. No canal auditivo externo, os folículos pilosos só estão presentes no terço exterior. O furúnculo no ouvido é geralmente único, mas por vezes podem ocorrer furúnculos múltiplos. Os factores predisponentes são a diabetes mellitus, doenças debilitantes gerais, coçar o canal auditivo externo, nadar e má higiene.

Os seguintes pontos são importantes a ter em conta em caso de furúnculo no ouvido:

1- O furúnculo recorrente é comum em doentes com diabetes mellitus. Assim, se um doente apresentar furúnculos recorrentes, deve excluir-se a presença de diabetes mellitus.

2- Durante a incisão e a drenagem do ouvido fervido, a incisão é sempre efectuada paralelamente ao canal auditivo externo. A incisão circunferencial no meato auditivo externo pode levar a estenose posterior, pelo que deve ser evitada.

3- O furúnculo no ouvido é uma condição muito dolorosa porque a pele está fortemente aderente à cartilagem subjacente.

TESTE-SE A SI PRÓPRIO

Lê o cenário clínico apresentado no início e responde às seguintes perguntas

1- Qual é o diagnóstico mais provável neste caso?

2- Quais são os diagnósticos diferenciais neste caso?

3- Como é que vai investigar este caso?

4- Como é que vai gerir este caso?

5- Quais são os pontos importantes a ter em conta num caso de furúnculo no ouvido?

Uma mãe trouxe o seu filho de 4 anos com a queixa de que ele tinha introduzido algo no seu ouvido direito há 3 horas. Ela tentou retirá-lo com uma pinça, o que resultou numa maior penetração do corpo estranho no canal. Queixava-se também de uma dor ligeira no ouvido direito. A otoscopia mostrou um corpo estranho (um grânulo) com impacto mais profundo no canal auditivo externo (fig. 2.1)

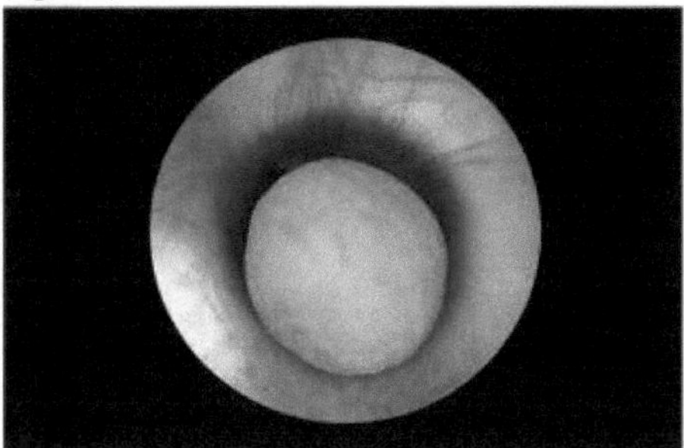

Fig. 2.1

Achado otoscópico mostrando um corpo estranho no canal auditivo externo

Pontos importantes da história:

1- Perguntar sobre a natureza do corpo estranho, se era vegetativo ou não vegetativo, metálico ou não metálico, liso ou pontiagudo, arredondado ou irregular, etc. Neste caso, a natureza do corpo estranho não era conhecida.

2- Duração da inserção do corpo estranho. Neste caso, foi de três horas.

3- Qualquer tentativa de remoção por um membro da família ou pelo médico de família. As tentativas de remoção não qualificadas podem provocar um maior aprofundamento do corpo estranho e trauma nas estruturas circundantes. Neste caso, havia antecedentes de remoção do corpo estranho pela própria mãe do doente.

4- Qualquer hemorragia do ouvido.

5- Dor no ouvido. A dor é causada pela pressão do corpo estranho ou por um traumatismo no canal auditivo externo ou no tímpano.

Pontos importantes do exame clínico:

1- Avaliar o local do impacto.

2- Confirmar a natureza do corpo estranho.

3- Qualquer trauma ou hemorragia presente no canal auditivo externo.

4- Estado geral da criança, se está ansiosa ou cooperante. A remoção de um corpo estranho numa criança ansiosa e não cooperante pode causar mais traumas. Por isso, é sempre melhor remover o corpo estranho sob anestesia geral.

Diagnóstico:

Tratava-se de um caso de corpo estranho impactado no canal auditivo externo direito.

Investigações:

Não é necessária qualquer investigação numa criança saudável numa situação de emergência deste tipo.

Tratamento:

O doente foi internado para remoção de um corpo estranho sob anestesia geral, uma vez que estava a chorar e muito ansioso, não permitindo mesmo um exame adequado. Sob anestesia geral, o corpo estranho foi removido passando uma sonda anelar para além do corpo estranho e puxando-o para fora (fig. 2.2).

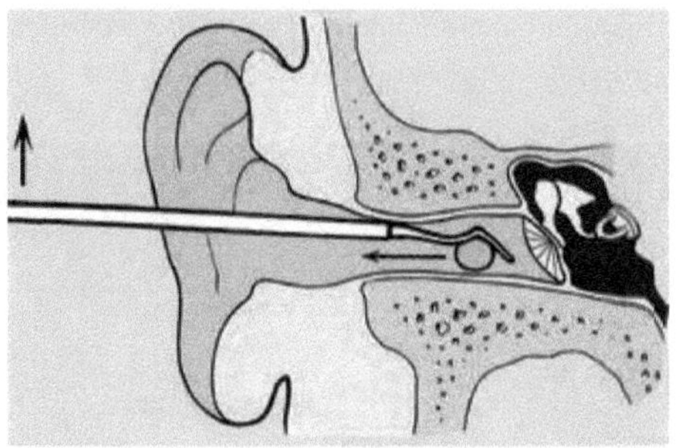

Fig. 2.2

Método de remoção de um
corpo estranho arredondado
por sonda anelar

Discussão:

Os corpos estranhos no ouvido podem ser animados, como os insectos, ou inanimados. Os corpos estranhos inanimados são geralmente introduzidos por crianças e por pessoas com atraso mental. Os corpos estranhos inanimados podem ser higroscópicos ou vegetativos, como as sementes, ou não higroscópicos ou não vegetativos, como os metais, o plástico e outros materiais. Um corpo estranho higroscópico absorve a água e a humidade presentes no canal, incha e fica preso no canal. O istmo do canal auditivo externo é a parte mais estreita e a maior parte dos corpos estranhos são impactados no istmo.

O método de remoção depende do tamanho, do local de impactação e do tipo de corpo estranho. A remoção sob anestesia geral é essencial em crianças e adultos sensíveis. Os corpos estranhos lisos e arredondados são removidos com uma sonda anelar. Não devem ser utilizados fórceps neste tipo de corpos estranhos, uma vez que podem empurrar o corpo estranho ainda mais para dentro.

TESTE-SE A SI PRÓPRIO

Lê o cenário clínico apresentado no início e responde às seguintes perguntas

1- Como é que vai tratar este doente?
2- Quais são as opções para a remoção de um corpo estranho do canal auditivo externo?
3- Classificar os corpos estranhos do canal auditivo externo.
4- Qual é a parte mais estreita do canal auditivo externo?

Caso 3

Cenário clínico

Um doente de 27 anos de idade, do sexo masculino, apresentou-se com queixas de entupimento do ouvido direito após ter nadado na piscina num piquenique há 2 dias, de forma contínua e idêntica. Tinha também uma dor ligeira e desconforto no ouvido direito.

1- Qualquer descarga do ouvido. Neste caso, não se registou qualquer descarga.

2- História de constipação ou dor de garganta antes de ir para a natação. Não existia tal historial.

3- Comichão no ouvido. Neste caso, o prurido era ligeiro.

4- Utilização de protectores auriculares durante a natação. Não utilizou tampões para os ouvidos durante a natação.

5- Qualquer historial de hemorragia do ouvido. Não havia historial de hemorragia do ouvido.

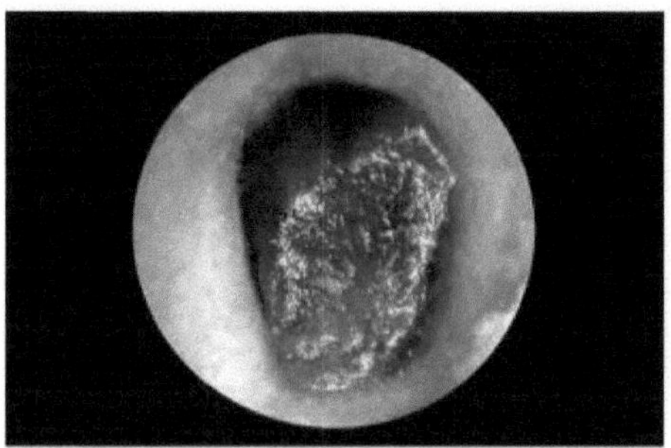

Fig. 3.1

Achado otoscópico do ouvido direito

Pontos importantes do exame clínico:

1- Exame do ouvido com o espéculo e o otoscópio. Mostra acumulação de cera castanha escura no canal auditivo externo (fig. 3.1).

2- Limpeza do ouvido por sucção e inspeção da membrana timpânica. Não foi possível remover a cera por aspiração, uma vez que estava compactada e dura.

3- Sensibilidade na zona do pavilhão auricular, do trago e da mastoide. Não havia sensibilidade em nenhuma área neste caso.

4- Testes de diapasão. O teste de Rinne foi negativo na orelha direita e positivo na orelha esquerda, o teste de Weber foi lateralizado para a direita e o teste de Schwabach foi igual para o examinador em ambos os lados.

5- Exame do nariz e da garganta para detetar qualquer patologia. Não se registou qualquer resultado positivo nestas áreas.

Diagnóstico:

Neste caso, o diagnóstico foi de cera entupida no ouvido direito.

Diagnóstico diferencial:

1- Otomicose, em que se observa uma massa húmida semelhante a um jornal no canal.

2- Perfuração traumática do tímpano do ouvido.

3- Otite externa ou furúnculo. É muito dolorosa e há sensibilidade no tragus e no pavilhão auricular.

Investigações:

Não foi efectuada qualquer investigação laboratorial neste caso, uma vez que o diagnóstico era claro. Em caso de suspeita de otomicose, os detritos removidos do ouvido devem ser enviados para esfregaço fúngico.

Tratamento:

Primeiro, a cera foi amolecida através da instilação de um agente amolecedor, como gotas auriculares de glicerina de soda a 2%, três vezes por dia durante 2 dias, e a limpeza por sucção foi efectuada mais tarde (fig. 3.2). Após a limpeza do ouvido por sucção, verificou-se que a membrana timpânica e o canal auditivo externo estavam normais e que o doente tinha uma audição normal.

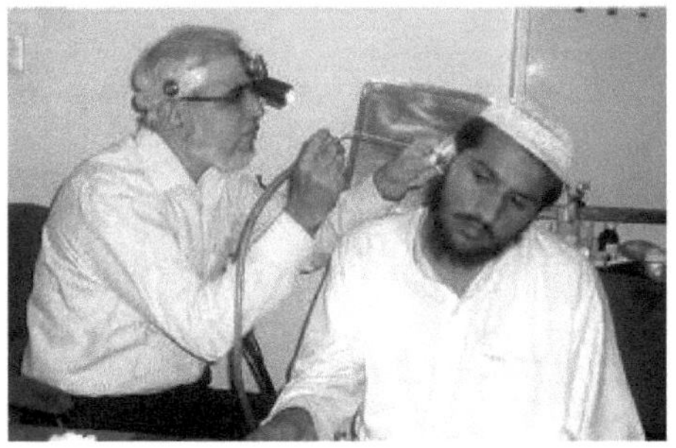

Fig. 2 2

Limpeza da cera por aspiração

Discussão:

A cera ou cerume é a mistura das secreções das glândulas *ceruminosas* e *pilo-sebáceas*. Estas glândulas estão presentes apenas na porção cartilaginosa do canal auditivo externo e as proporções da mistura determinam a consistência da cera. Quando secretada, é espessa e de cor castanha dourada, tornando-se mais escura e dura ao secar. Normalmente, é expelida do canal em flocos, com a ajuda do movimento da mandíbula. A formação de tampões é favorecida pela formação excessiva de cera e pela sua retenção por pêlos rígidos, exostoses, descamação e outras condições estenosantes. As opções para a remoção da cera mole são:

1- Seringas (fig. 3.3)

2- Limpeza por aspiração (fig. 3.2)

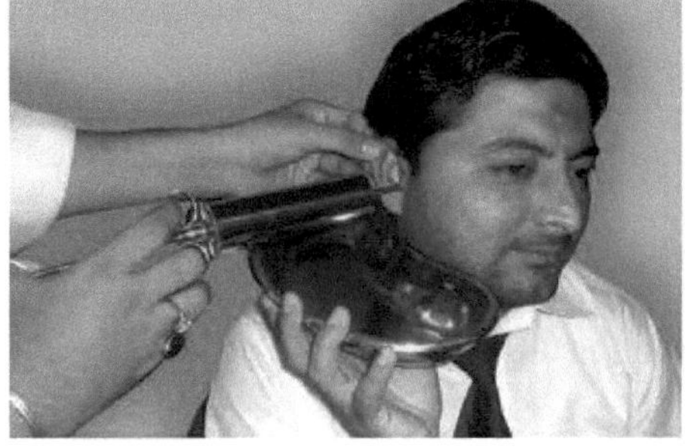

Fig. 3 3

Seringa do ouvido noutro doente

TESTE-SE A SI PRÓPRIO

Lê o cenário clínico apresentado no início e responde às seguintes perguntas

1- Quais são os diagnósticos diferenciais neste caso?

2- Como é que vai gerir este caso?

3- O que é a cera e como é formada?

4- Quais são os sinais e sintomas de um doente com cera no ouvido?

5- Quais são as diferentes opções para a remoção da cera no ouvido?

Caso 4

Cenário clínico

Uma mãe trouxe a sua filha de 10 anos com a queixa de que esta tinha um pequeno orifício à frente da orelha, em ambos os lados, desde o nascimento (fig. 4.1). Havia um historial de corrimento repetido, frequentemente de cor branca ou amarela, proveniente destes orifícios, que se resolvia com a medicação do médico de clínica geral local. O corrimento estava frequentemente associado a dor e vermelhidão na parte da frente das orelhas.

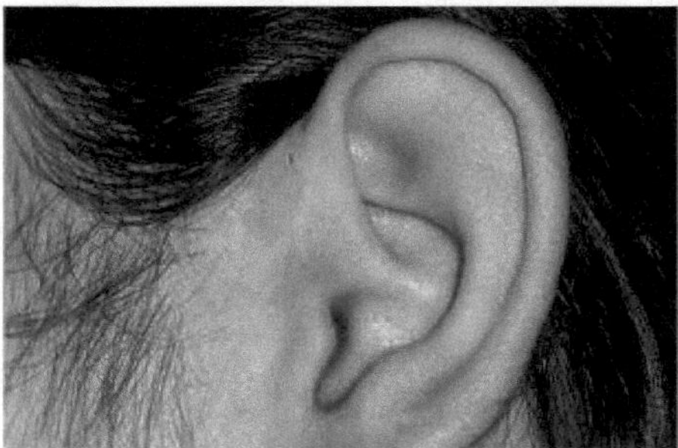

Fig. 4.1

Orelha esquerda com um pequeno orifício ou
abertura com vermelhidão e inchaço à
frente da hélice cruzada

Pontos importantes da história:

1- Se estava presente à nascença. Neste caso, estava presente à nascença.

2- Qualquer historial de corrimento da abertura ou de vermelhidão e dor na zona circundante. Neste caso, havia antecedentes de corrimento ocasional com vermelhidão e dor à volta do orifício, para os quais toma medicamentos.

3- Unilateral ou bilateral. Neste caso, foi bilateral.

Pontos importantes do exame clínico:

1- Avaliar se está infetado ou não. Na altura da apresentação, não havia sinais de infeção, exceto a pele que estava ligeiramente vermelha e congestionada.

2- Qualquer outra abertura no canal auditivo externo. Não havia outra abertura.

3- Avaliar para qualquer outra anomalia congénita do ouvido. Todas as outras áreas estavam dentro dos limites normais.

Diagnóstico:

9

Tratava-se de um caso de "seio pré-auricular".

Investigações:

1- Pus ou descarga para C/S. Este doente, quando apresentado, tem uma abertura seca, pelo que a C/S não foi efectuada.

2- Outras investigações de base para a anestesia geral quando planeada para cirurgia, como o quadro completo do sangue, a VSR, a glicemia aleatória, a urina D/R e a radiografia do tórax (vista PA).

3- Sinograma: É feito para delinear todo o seio e o seu trato. Em casos de rotina não está indicado, pelo que não foi efectuado neste caso.

Tratamento:

A cirurgia foi planeada após investigação. Sob anestesia geral, foi efectuada uma incisão elíptica (fig. 4.2). Todo o trato e a abertura do seio foram excisados e a ferida foi fechada em duas camadas.

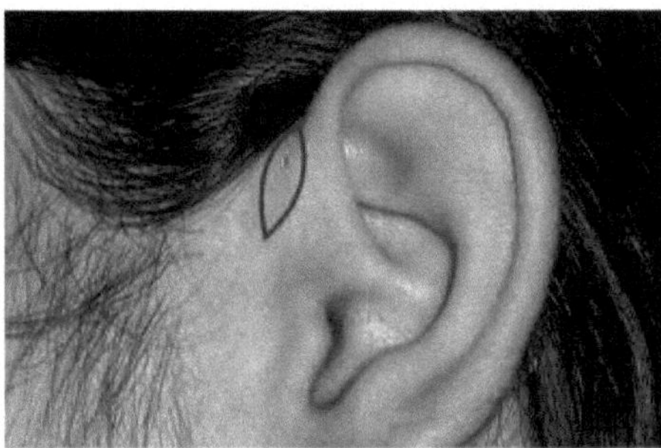

Fig. 4.2

A incisão elíptica foi marcada antes da cirurgia

Discussão:

O seio pré-auricular é uma condição congénita e deve-se à falha da fusão completa entre o primeiro e o segundo elementos do arco branquial na aurícula. A abertura externa do seio pré-auricular está situada entre o tragus e a crus helix.

TESTE-SE A SI PRÓPRIO

Lê o cenário clínico apresentado no início e responde às seguintes perguntas

1- Qual é o seu diagnóstico neste caso?

2- Como é que vai gerir este caso?

3- O que é um seio pré-auricular e como é formado?

4- Qual é a localização da abertura externa do seio pré-auricular?

Caso 5

Cenário clínico

Um doente do sexo masculino, de 24 anos de idade, apresentou-se com queixas de prurido intenso e descarga do ouvido direito durante os últimos 10 a 12 dias. Ao exame clínico, os achados otoscópicos são mostrados na fig. 5.1.

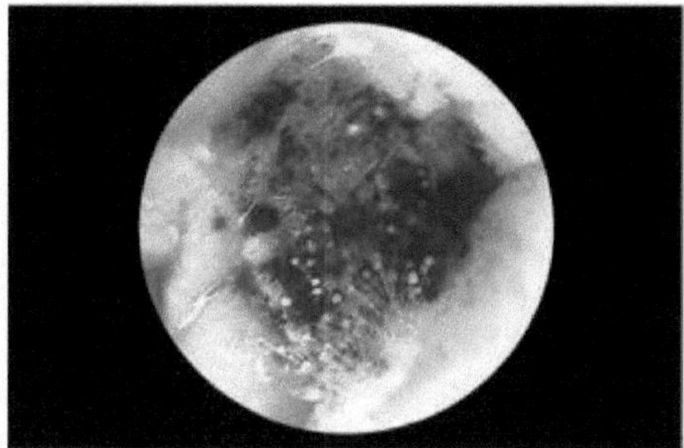

Fig. 5.1
Achados otoscópicos do ouvido direito

Pontos importantes da história:

1- História detalhada da comichão e do corrimento. O prurido era grave e contínuo, presente a todo o momento. O corrimento era escasso, de cor cremosa a amarela, espesso e frequentemente com manchas negras. Nunca apresentava manchas de sangue.

2- História anterior de alta. Não havia histórico de alta no passado.

3- História da natação. Há cerca de três semanas, foi a um local de piquenique onde nadou numa pequena piscina. Não utilizou tampões para os ouvidos durante a natação.

4- Qualquer historial de dor. Não havia dor no ouvido.

5- Qualquer historial de surdez ou de obstrução do ouvido. Segundo ele, o seu ouvido direito estava bloqueado desde o início dos sintomas.

6- Qualquer história de diabetes mellitus ou de qualquer estado de imunodeficiência. Não existia qualquer historial.

7- Hábito de coçar as orelhas com diferentes objectos. No caso em apreço, não existia qualquer antecedente.

Pontos importantes do exame clínico:

1- Exame do canal auditivo externo e da membrana timpânica. O canal auditivo externo estava cheio de resíduos amarelo-creme com manchas pretas acastanhadas (fig. 5.1). A membrana timpânica não era visível.

2- Teste vocal. A surdez ligeira estava presente no ouvido direito.

3- Testes de diapasão. O teste de Rinne foi negativo na orelha direita e positivo na orelha esquerda. O teste de Weber foi lateralizado para o lado direito e o teste de Schwabach foi igual para o examinador em ambos os lados.

4- Procedeu-se à aspiração dos detritos e ao exame do canal auditivo externo e da membrana timpânica, que se apresentavam edematosos e congestionados.

Diagnóstico diferencial:

1- Otomicose

2- Cera no ouvido

3- Outros tipos de otite externa

Investigações:

1- Os detritos retirados do conduto auditivo externo foram enviados para esfregaço fúngico, que mostrou a presença de hifas fúngicas, confirmando o diagnóstico.

Diagnóstico:

Tratava-se de um caso de otomicose ou infeção fúngica do canal auditivo externo.

Tratamento:

Foi efectuada uma limpeza completa do canal auditivo externo por sucção. Foi administrada loção de clotrimazol (gotas anti-fúngicas) para aplicação tópica no ouvido direito, três vezes por dia. O doente foi aconselhado a esfregar a seco o canal auditivo externo antes de instilar a loção no ouvido. Foi feito um acompanhamento regular e, mais uma vez, foi efectuada uma limpeza por sucção ao fim de 4 dias. O ouvido do doente tornou-se normal e seco em dez dias.

Discussão:

A otomicose é a infeção fúngica da pele que reveste o canal auditivo externo. A natação em águas sujas ou a descarga contínua devido a otite média são factores predisponentes importantes. O Aspergillus é o tipo mais comum de fungo que causa esta doença, mas nalguns casos a Candida albicans é o organismo causador. A infeção bacteriana secundária é muito comum e causa dor. Ao exame, o canal auditivo externo é preenchido por uma massa semelhante a papel de jornal ou papel absorvente húmido, cuja cor depende do tipo de fungo.

TESTE-SE A SI PRÓPRIO

Lê o cenário clínico apresentado no início e responde às seguintes perguntas

1- Qual é o seu diagnóstico neste caso?

2- Como é que vai tratar este doente?

3- Quais são as diferentes variedades de fungos que causam a otomicose?

Caso 6

Cenário clínico

Um pai trouxe o seu filho de 2 anos de idade com queixas de dor intensa, corrimento e hemorragia do ouvido direito durante os últimos 2 a 3 dias (fig. 6.1). Tomou medicamentos do seu médico de família, mas não obteve qualquer alívio e a situação estava a piorar.

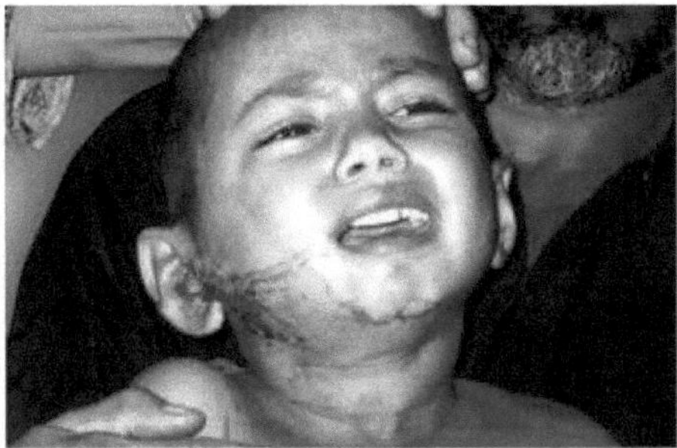

Fig. 6.1 Doente com dor intensa, descarga e hemorragia do ouvido direito

Pontos importantes da história:

1- História pormenorizada dos seus sintomas. De acordo com o seu pai, o doente estava completamente bem há 3 dias, quando se queixou de dores no ouvido direito. No dia seguinte, também teve uma descarga do ouvido direito juntamente com a dor. Tomou alguns medicamentos do seu médico de família e as dores diminuíram. No dia seguinte, o doente voltou a ter dores fortes e corrimento com sangue.

2- História anterior de alta. Não havia histórico de alta no passado.

3- Qualquer história de trauma, arranhões ou inserção de corpo estranho. Não existem tais antecedentes.

4-   Qualquer história de constipação, febre, dor de garganta ou infeção do trato respiratório. Não existia qualquer historial.

5-   Condições socioeconómicas e de higiene. Viviam numa aldeia com péssimas condições de higiene, com muitas moscas domésticas e mosquitos.

Pontos importantes do exame clínico:

1- Exame do ouvido direito. Havia secreção e sangue a sair do canal auditivo externo direito (fig. 6.1). O doente apresentava uma forte sensibilidade no pavilhão auricular e na área circundante. Toda a secreção e sangue foram limpos do ouvido externo e do canal auditivo externo. Havia muitas larvas presentes no canal auditivo externo (fig. 6.2).

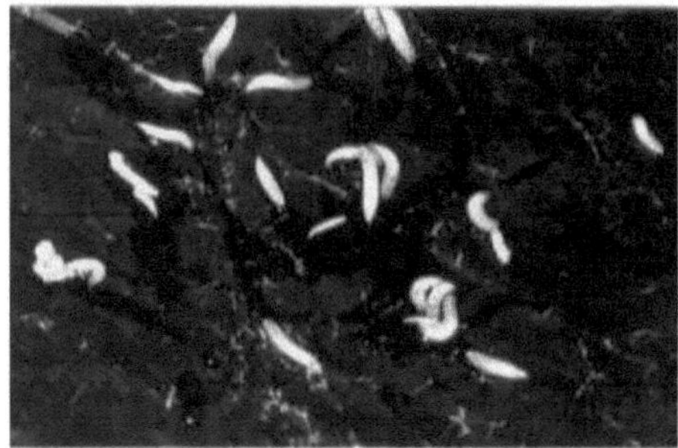

Fig. 6.2

Larvas retiradas do ouvido direito do paciente

Diagnóstico:

Tratava-se de um caso de "larvas no ouvido".

Tratamento:

O paciente foi internado no hospital. Foram instiladas algumas gotas de "óleo de larva" no ouvido direito e as larvas foram removidas. Foram também limpos todos os detritos e secreções do canal auditivo externo e foi aplicada uma compressa embebida em pomada anti-séptica. Foi iniciado um antibiótico parentérico de largo espetro juntamente com um analgésico. Foram efectuados pensos diários e limpeza do canal auditivo externo. A recuperação subsequente decorreu sem intercorrências.

Discussão:

As larvas são as larvas da mosca doméstica. Estas moscas são atraídas pela descarga de mau cheiro presente nos ouvidos ou no nariz e põem os seus ovos no canal auditivo externo ou na cavidade nasal. Em 24 horas, estes ovos eclodem em larvas ou larvas. As larvas provocam dor intensa, irritação, inchaço, mau cheiro e corrimento com manchas de sangue. Ao exame, as larvas são visíveis a rastejar no canal auditivo externo. Podem causar necrose extensa dos tecidos moles.

O tratamento consiste na remoção de todas as larvas com uma pinça, mas estas estão geralmente firmemente agarradas à parede meatal. É instilado óleo de larvas (óleo de terebintina) ou água com clorofórmio, o que provoca asfixia e a morte das larvas, facilitando assim a sua remoção.

TESTE-SE A SI PRÓPRIO

Lê o cenário clínico apresentado no início e responde às seguintes perguntas

1- Como é que vai tratar este doente?
2- O que são larvas?
3- Descrever as características clínicas das larvas no ouvido.

Caso 7

Cenário clínico

Uma mãe trouxe o seu filho de 7 anos com a queixa de que o filho não estava com bom aspeto desde ontem, quando se deitou cedo. À meia-noite, acordou com a queixa de que tinha dores fortes no ouvido direito. A mãe deu-lhe um xarope de paracetamol e pôs-lhe algumas gotas no ouvido direito, depois do que ele voltou a dormir. Na manhã seguinte, quando acordou, voltou a queixar-se de dores fortes no ouvido direito.

Pontos importantes da história:

1- História detalhada da dor, como o carácter, a natureza, o local, a gravidade, a radiação, os factores de agravamento e de alívio, etc.

2- Qualquer historial de febre. Neste caso, havia um historial de febre desde ontem.

3- Qualquer história de descarga atual ou anterior do ouvido. Neste caso, não existia qualquer antecedente.

4- Qualquer história de surdez ou deficiência auditiva. No inquérito, a criança referiu um bloqueio ou uma deficiência auditiva no ouvido direito.

5- Qualquer história de dor de garganta, constipação, obstrução nasal, corrimento nasal, gotejamento pós-nasal, etc. Neste caso, havia antecedentes de constipação comum nos últimos dois dias.

6- Qualquer história de arranhadura do canal auditivo externo, inserção de corpo estranho, natação ou entrada de água durante o banho. Neste caso, não havia qualquer antecedente.

Pontos importantes do exame clínico:

1- Inspeção do pavilhão auricular, do canal auditivo externo, da área mastoideia e da região pré-auricular, bem como palpação para detetar sensibilidade nestas áreas. Todos estavam dentro dos limites normais.

2- Exame da membrana timpânica com espéculo e otoscópio. Neste caso, a membrana timpânica estava congestionada e abaulada, mais proeminente

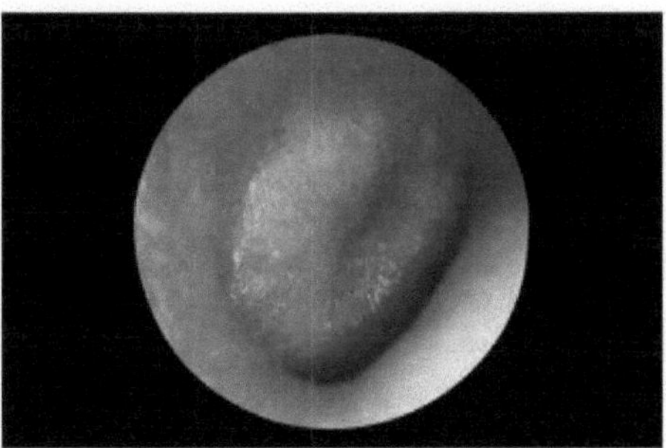

Fig. 7.1

Imagem otoscópica da membrana timpânica do lado direito mostrando uma membrana timpânica congestionada e abaulada

na sua metade posterior (fig. 7.1).

3- Testes de diapasão. Não foi efectuado neste caso devido a dores e ansiedade intensas.

4- Exame do nariz e da garganta. Neste caso, tanto a cavidade nasal como a garganta estavam congestionadas com secreções em ambas as cavidades nasais.

Diagnóstico:

Este era um caso típico de otite média supurativa aguda. A dor começa geralmente à noite, durante o sono, quando o ouvido está numa posição dependente, juntamente com estase venosa e redução da abertura da trompa de Eustáquio.

Diagnóstico diferencial:

Numa criança de 7 anos, as seguintes condições têm de ser diferenciadas da otite média supurativa aguda:

1- Otite externa difusa e furúnculo no ouvido. Estas duas condições podem apresentar dor aguda, mas a dor não é profunda como no caso da otite média supurativa aguda. Para além disso, haverá sensibilidade no tragus e no pavilhão auricular com edema ou inchaço no canal auditivo externo. A membrana timpânica é normal e não há perda de audição.

2- Dor de ouvido referida. Nestes casos, a membrana timpânica e o canal auditivo externo estão normais, sem surdez ou descarga. Procurar outras áreas para a dor de ouvido referida, como a cavidade oral, as amígdalas, a faringe, os dentes, o nariz e o pescoço.

Investigações:

Não foi efectuada qualquer investigação neste caso, uma vez que o diagnóstico era claro. O pus é enviado para cultura e sensibilidade nos casos de perfuração da membrana timpânica com descarga ou nos casos em que é efectuada miringotomia para evacuação do pus.

Tratamento:

Foi planeado um tratamento médico para o doente em primeiro lugar. Foi administrado o tratamento seguinte e o doente foi acompanhado para verificar se tinha melhorado.

1- O antibiótico (amoxicilina com ácido clavulânico) em forma de suspensão foi administrado de acordo com o peso corporal do doente.

2- Xarope de ibuprofeno com psuedoefedrina.

3- Inalação de vapor, duas vezes por dia durante 10 minutos cada.

O paciente respondeu bem ao tratamento acima mencionado e não houve necessidade de miringotomia.

Discussão:

A otite média aguda supurativa é a inflamação aguda da membrana mucosa que reveste a fenda do ouvido médio. Clinicamente, divide-se nas quatro fases seguintes:

1- Estágio da tubo-timpanite

2- Fase da inflamação catarral

3- Estágio de supuração

4- Fase de resolução ou complicação

Este doente apresentava-se na fase de supuração, em que existia pus franco no ouvido médio com abaulamento da membrana timpânica. A miringotomia é frequentemente necessária nesta fase para evacuar o pus do ouvido médio quando o abaulamento da membrana timpânica é maior ou nos casos em que não se regista qualquer melhoria com o tratamento médico. Os microrganismos comuns responsáveis pela otite média supurativa aguda são:

1- Estreptococos

2- Pneumococos

3- Haemophilus influenzae

4- Morexella catarrhalis

O resultado final ou as sequelas da otite média supurativa aguda podem ser:

1- A infeção pode parar em qualquer fase com resolução completa.

2- A rutura da membrana timpânica pode cicatrizar com o retorno da audição normal.

3- A rutura da membrana timpânica pode cicatrizar com uma membrana fina, semelhante a um papel, com cicatrizes e alguma perda auditiva residual.

4- A rutura da membrana timpânica pode não cicatrizar e a perfuração seca residual permanece com perda auditiva condutiva.

5- A inflamação aguda pode transformar-se em otite média crónica supurativa (tipo tubo-timpânico).

6- Se a doença não for tratada corretamente, podem surgir complicações devido à disseminação da infeção para outros locais.

Lê o cenário clínico apresentado no início e responde às seguintes perguntas

1- Quais são os pontos importantes na anamnese e no exame clínico deste doente?
2- Qual é o diagnóstico mais provável neste caso?
3- Quais são os diagnósticos diferenciais neste caso?
4- Como é que vai gerir este caso?
5- Quais são as diferentes fases da otite média supurativa aguda?
6- Quais são os microrganismos comuns responsáveis pela otite média supurativa aguda?
7- Quais são os possíveis resultados ou sequelas da otite média supurativa aguda?

Caso 8

Cenário clínico

Um rapaz de 16 anos deu entrada na consulta de medicina dentária com queixas de uma massa no ouvido esquerdo desde há alguns meses. Ao ser interrogado, disse que tinha antecedentes de descarga do ouvido esquerdo nos últimos anos. Atualmente, também apresentava surdez acentuada no ouvido esquerdo. Ao exame clínico, observou-se uma massa avermelhada a sair do canal auditivo externo esquerdo, juntamente com uma secreção purulenta profusa (fig. 8.1).

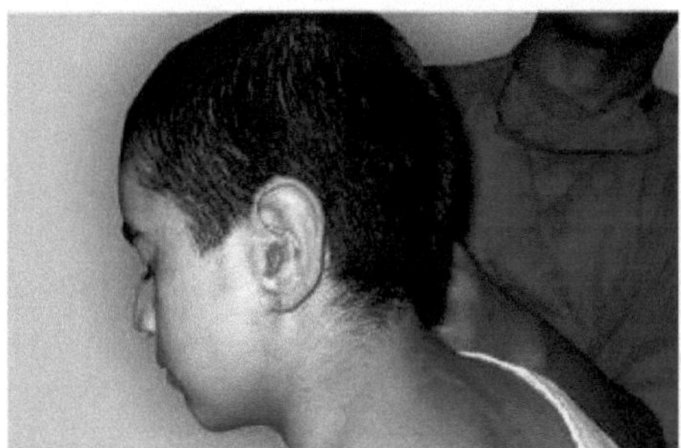

Fig. 8.1

Uma massa avermelhada que sai do canal auditivo externo juntamente com uma descarga purulenta

Pontos importantes da história:

1- História detalhada sobre a descarga do ouvido, ou seja, início, contínua ou intermitente, quantidade, cor, cheiro desagradável, manchas de sangue, factores de agravamento e alívio, etc. Neste doente, o corrimento esteve presente durante muitos anos. Era quase contínuo, abundante, de cor amarela e com mau cheiro. O corrimento diminui em quantidade sempre que ele toma medicamentos do médico de clínica geral durante alguns dias e depois volta a ser o mesmo.

2- História detalhada sobre a massa, como o seu início e progressão. Contou que, há alguns meses, notou um peso e algo no seu canal auditivo esquerdo. Gradualmente, a massa aumentou de tamanho e, mais tarde, saiu do canal auditivo até ao seu tamanho atual. Ocasionalmente, havia sangramento da massa sempre que tentava limpá-la.

3- História pormenorizada da surdez e da dor. A surdez estava presente desde o início da alta, mas inicialmente era ligeira, tendo aumentado gradualmente e atualmente apresenta uma

17

perda auditiva acentuada. Relativamente à dor, esta ocorria de forma intermitente e aliviava com a toma de medicamentos.

4- Qualquer história de febre, dor de cabeça, alteração da consciência, vómitos, rigidez do pescoço ou qualquer outro sintoma neurológico. Neste caso, não existiam tais antecedentes.

Pontos importantes do exame clínico:

1- Exame físico geral. O exame revelou que o doente era um rapaz jovem, de estatura média, sentado confortavelmente e totalmente orientado no tempo, no espaço e na pessoa.

2- Inspeção do ouvido externo. Apresentava uma massa avermelhada, irregular, de superfície lisa e brilhante, que preenchia o meato auditivo externo e saía do canal. Havia também uma descarga muco-purulenta amarelada à volta da massa e do pavilhão auricular adjacente.

3- Exame da região pós-aural. Não se registou nenhum achado significativo e esta região era normal.

4- Teste de sonda da massa. O exame mostrou que a massa era macia, móvel e parecia não estar ligada ao canal auditivo externo e que o pedículo estava profundamente enraizado. Não sangrava ao toque.

5- Exame da descarga. Estava presente à volta da massa no canal auditivo externo e no pavilhão auricular adjacente. O pus era abundante, de cor amarela, misturado com muco, com mau cheiro, mas sem manchas de sangue. O pus foi recolhido numa zaragatoa estéril e enviado para cultura e sensibilidade.

6- Exame da membrana timpânica. Não era visível devido à massa.

7- O teste vocal revelou um grau moderado de perda de audição.

8- Testes de diapasão. O teste de Rinne foi negativo na orelha esquerda e positivo na orelha direita. O teste de Weber foi lateralizado para o lado esquerdo e o teste de Schwabach foi igual ao do examinador em ambas as orelhas.

9- Teste de fístula. Foi negativo em ambos os ouvidos.

10-Testes de função vestibular. Todos se encontravam dentro dos limites normais.

11-Exame do nervo facial. Verificou-se que estava intacto.

12-Exame do nariz e da garganta. Estas regiões estavam dentro dos limites normais.

Investigações:

1- Pus para cultura e sensibilidade. Mostrou um crescimento misto de pseudomonas aeroginosa e staphylococcus aureus.

2- Audiograma de tom puro. Revelou surdez condutiva moderada a grave.

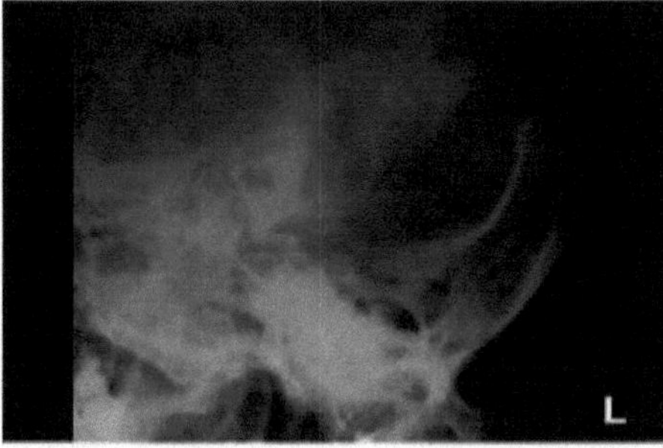

Fig. 8.2 Radiografia da mastoide (vista de Law)

3- Radiografia simples da mastoide (vista de Law). Mostrava nebulosidade ou opacificação na região mastoideia, juntamente com uma massa de tecido mole no canal auditivo externo (fig. 8.2).

4- Tomografia computorizada do osso mastoide. Este exame não foi efectuado devido ao facto de o doente não poder pagar.

Diagnóstico:

Trata-se de um caso de pólipo auricular, uma complicação de otite média crónica supurativa, provavelmente do tipo tubo-timpânico.

Tratamento:

O doente foi planeado para polipectomia auricular e exploração da mastoide sob anestesia geral. O pedículo do pólipo encontrava-se profundamente, foi agarrado e cortado por uma pinça de crocodilo e o pólipo foi completamente removido. Verificou-se que a membrana timpânica apresentava uma perfuração central de grandes dimensões. Através de uma abordagem pós-aural, o antro mastoide foi aberto e a mastoidectomia cortical foi realizada. A doença foi removida do antro mastoideo e das células aéreas da mastoide. A miringoplastia também foi feita ao mesmo tempo, usando enxerto de fáscia temporal. A recuperação pós-operatória decorreu sem intercorrências.

Discussão:

A otite média crónica supurativa é a inflamação crónica da mucosa da fenda do ouvido médio. Convencionalmente, divide-se em dois tipos clínicos principais:

1- Tipo tubo-timpânico

2- Tipo ático-antral

O tipo tubo-timpânico é praticamente sempre uma complicação da otite média supurativa aguda. É a variedade mais segura e relativamente mais comum do que o tipo ático-antral. As complicações graves são raras no tipo tubo-timpânico. Com uma descarga prolongada, pode formar-se um pólipo no ouvido médio que sai através da perfuração. Por vezes, o pólipo é tão grande que sai através do meato auditivo externo, como neste caso. O pólipo forma-se devido a um edema extenso da membrana mucosa em consequência de uma inflamação crónica.

TESTE-SE A SI PRÓPRIO

Lê o cenário clínico apresentado no início e responde às seguintes perguntas

1- Qual é o diagnóstico mais provável neste caso?

2- Como é que vai gerir este caso?

3- Ver fig. 8.1 e descrever as suas conclusões.

4- Ver a radiografia na fig. 8.2 e descrever os seus resultados.

5- Quais são os diferentes tipos de otite média crónica supurativa?

6- O que é um pólipo auricular e como se forma?

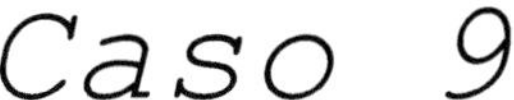

Caso 9

Um doente do sexo masculino, de 24 anos de idade, deu entrada no Serviço de Medicina Geral e Familiar com queixas de corrimento espesso, mal cheiroso e ocasionalmente com manchas de sangue no ouvido direito, desde há um ano. Apresentava também uma deficiência auditiva acentuada e, nos últimos dias, tinha dores moderadas a graves no ouvido direito.

Pontos importantes da história:

1- História pormenorizada sobre o corrimento do ouvido, ou seja, início, contínuo ou intermitente, quantidade, cor, cheiro desagradável, manchas de sangue, factores de agravamento e de alívio, etc.

2- História pormenorizada da surdez e da dor no ouvido. A surdez estava presente desde o início da alta, mas inicialmente era ligeira, tendo aumentado gradualmente e atualmente apresenta uma perda auditiva acentuada. Relativamente à dor, esta ocorria de forma intermitente e aliviava com a toma de medicamentos, mas agora, nos últimos dias, é contínua e moderada a grave, não aliviando com a toma de analgésicos.

3- Qualquer história de febre, dor de cabeça, alteração da consciência, vómitos, rigidez do pescoço ou qualquer outro sintoma neurológico. Neste caso, não existiam tais antecedentes.

Pontos importantes do exame clínico:

1- Exame físico geral. Este exame revelou que o doente era uma pessoa jovem, de estatura média, sentada confortavelmente e totalmente orientada no tempo, no espaço e na pessoa.

2- Exame do corrimento. Estava presente no canal auditivo externo, em quantidade escassa, de cor amarelada espessa, purulenta, com mau cheiro e manchada de sangue. O pus foi completamente limpo do canal auditivo externo e enviado para cultura e sensibilidade.

3- Exame da membrana timpânica. Apresentava perfuração marginal póstero-superior com material esbranquiçado (provavelmente colesteatoma). Também foram observados tecidos de granulação anteriormente a ela. Havia também envolvimento da região atical ou pars flaccida (fig. 9.1)

4- Exame do sulco pós-aural e da região mastoideia para detetar qualquer inchaço, vermelhidão, sinusite ou sensibilidade, etc. Estas áreas pareciam estar dentro dos limites normais.

5- Teste vocal. Revelou um grau moderado de perda auditiva.

6- Testes de diapasão. O teste de Rinne foi negativo na orelha direita e positivo na orelha esquerda. O teste de Weber foi lateralizado para o lado direito e o teste de Schwabach foi igual ao examinador em ambas as orelhas.

7- Teste de fístula. Foi negativo em ambos os ouvidos.

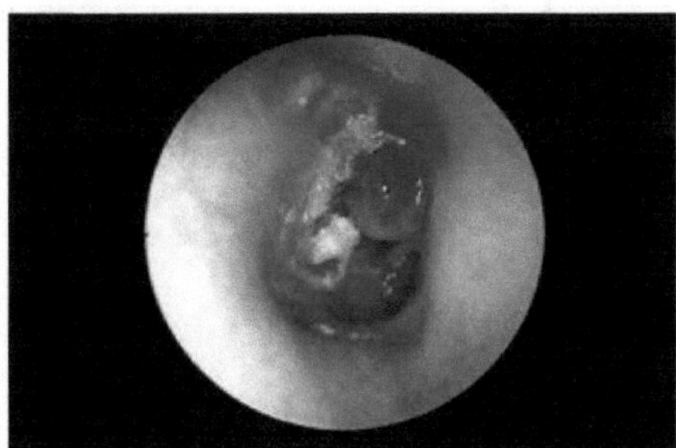

Fig. 9.1 Membrana timpânica mostrando perfuração marginal póstero-superior com colesteatoma e tecidos de granulação

8- Testes de função vestibular. Todos se encontravam dentro dos limites normais.

9- Exame do nervo facial. Verificou-se que estava intacto.

Investigações:

1- Pus para cultura e sensibilidade. Revelou um forte crescimento de pseudomonas aeroginosa.

2- Audiograma de tom puro. Revela uma perda auditiva condutiva moderada (cerca de 40-50 dB) do lado direito (fig. 9.2)

3- Radiografia simples da mastoide (vista de Law). Apresenta uma lesão lítica (provavelmente colesteatoma) no osso mastoide (fig. 9.3).

4- Tomografia computorizada do osso temporal e do cérebro. Este exame não foi efectuado devido ao facto de o doente não poder pagar.

Diagnóstico:

Tratava-se de um caso de otite média crónica supurativa, provavelmente com colesteatoma (tipo ático-antral), causando erosão óssea e ossicular.

Diagnóstico diferencial:

1- Tipo tubo-timpânico de otite média crónica supurativa.

2- Otite média crónica supurativa com complicação.

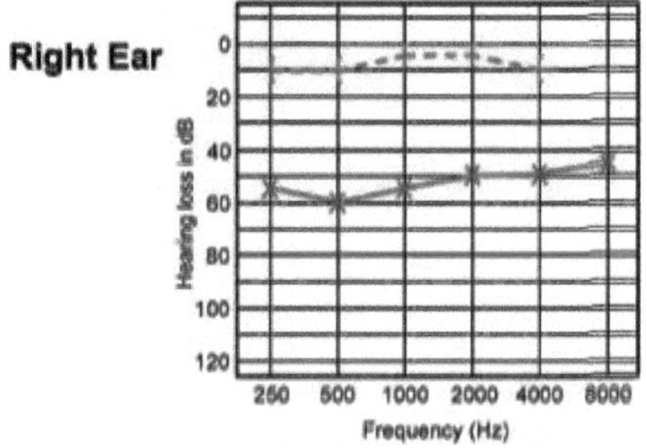

Fig. 9.2 Audiograma de tom puro mostrando perda auditiva condutiva moderada

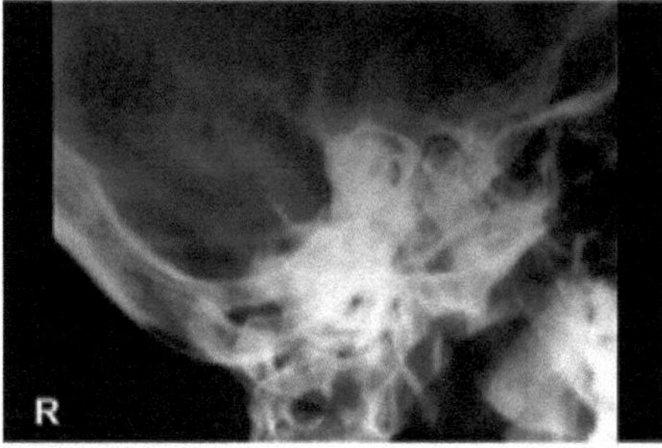

Fig. 9.3 Radiografia simples da mastoide (vista de Law) mostrando colesteatoma

Tratamento:

O doente foi planeado para exploração da mastoide sob anestesia geral. Através de uma abordagem pós-aural, o antro mastoide foi aberto. Foi encontrado um colesteatoma extenso que envolvia o ouvido médio, o additus, o antro mastoide e as células aéreas da mastoide. Foi realizada mastoidectomia radical modificada (parede do canal para baixo) e toda a doença foi removida. O processo longo da bigorna foi encontrado necrosado pelo colesteatoma, mas outros ossículos foram encontrados intactos. A timpanoplastia também foi realizada na mesma altura. A recuperação pós-operatória decorreu sem intercorrências.

Discussão:

A otite média crónica supurativa é a inflamação crónica da mucosa da fenda do ouvido médio. Convencionalmente, divide-se em dois tipos clínicos principais..:

1- Tipo tubo-timpânico

2- Tipo ático-antral

O tipo tubo-timpânico é praticamente sempre uma complicação da otite média supurativa aguda. É a variedade mais segura e relativamente mais comum do que o tipo ático-antral. O tipo ático-antral é considerado uma variedade perigosa devido ao seu carácter agressivo e à presença de colesteatoma.

O colesteatoma é uma bolsa de epitélio escamoso estratificado que contém detritos de queratina, epitélio desprendido e bactérias. Tem tendência para se expandir e causar necrose das estruturas e ossos vizinhos. Existem quatro teorias para a formação do colesteatoma:

1- Teoria do repouso celular congénito
2- Teoria metaplástica
3- Teoria do crescimento do epitélio escamoso
4- Teoria da bolsa de retração

O colesteatoma, se não for tratado, pode dar origem às seguintes complicações, que se classificam em termos gerais em:

1- Complicações extra-cranianas:

a- Mastoidite

b- Labirintite

c- Paralisia do nervo facial

d- Petrosite

e- Otite externa

f- Trombose da veia jugular interna

g- Otite média adesiva crónica

2- Complicações intra-cranianas:

a- Abcesso extra-dural

b- Abcesso subdural

c- Abcesso cerebral

d- Meningite

e- Trombose do seio sigmoide

f- Hidrocefalia otitica

TESTE-SE A SI PRÓPRIO

Lê o cenário clínico apresentado no início e responde às seguintes perguntas

1- Qual é o diagnóstico mais provável neste caso?
2- Quais são os diagnósticos diferenciais neste caso?
3- Como é que vai investigar este caso?
4- Como é que vai gerir este caso?
5- Ver fig. 9.1 e descrever as suas conclusões.
6- Ver o audiograma de tons puros da fig. 9.2 e descrever os seus resultados.
7- Ver a radiografia na fig. 9.3 e descrever os seus resultados.
8- O que é o colesteatoma e como se forma?

Caso 10

Cenário clínico

Um doente do sexo masculino, de 33 anos de idade, veio à consulta com queixas de assimetria da face desde há 2 semanas. Ao exame, apresentava paralisia do nervo facial envolvendo todo o lado esquerdo (fig. 10.1). Ao ser interrogado, queixou-se também de corrimento do ouvido esquerdo desde há um ano.

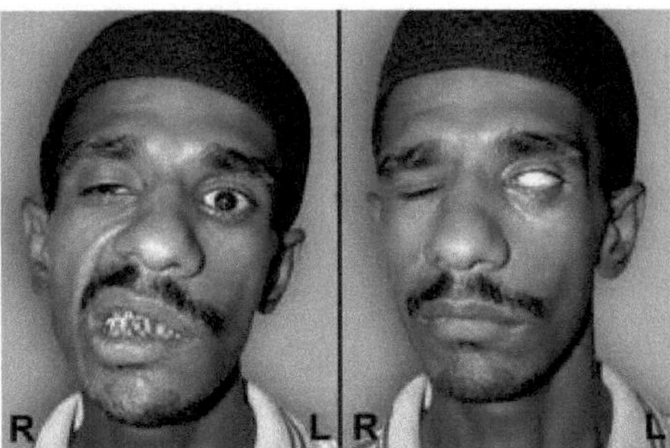

Fig. 10.1 Doente com paralisia do nervo facial do lado esquerdo

Pontos importantes da história:

1- História detalhada sobre o início, a progressão, os factores associados, os factores de agravamento e de alívio, etc. A paralisia facial começou insidiosamente há cerca de duas semanas. Inicialmente era muito ligeira e o doente ignorava-a, mas gradualmente foi aumentando até atingir o estado atual. Não havia factores de agravamento e de alívio, nem factores associados significativos.

2- Qualquer historial de doença do ouvido ou de descarga do ouvido. O doente tinha antecedentes de corrimento e surdez no ouvido esquerdo desde há um ano. O corrimento era geralmente escasso, espesso, mal cheiroso e frequentemente manchado de sangue. Nunca tinha consultado um médico por causa das suas queixas auriculares.

3- Qualquer história de trauma ou lesão na cabeça. Não existia tal historial.

4- Qualquer história de dor no ouvido ou cefaleia. Não havia história de dor ou cefaleias neste doente.

5- Qualquer historial de alteração das sensações gustativas na língua. Não se apercebeu de qualquer alteração.

6- Qualquer historial de vertigens. Sem historial de vertigens.

7- Fraqueza motora ou sensorial em qualquer outra parte do corpo ou dos membros. Não se registou qualquer problema deste tipo.

Pontos importantes do exame clínico:

1- Exame físico geral. O exame revelou que o doente era um jovem adulto de estatura média, sentado confortavelmente e totalmente orientado no tempo, no espaço e na pessoa. Os seus sinais vitais estavam todos dentro dos limites normais.

2- Exame da parte motora do nervo facial. Havia uma paralisia facial completa do lado esquerdo (fig. 10.1).

3- Exame dos ouvidos. Havia uma descarga purulenta escassa, espessa e mal cheirosa no canal auditivo externo esquerdo. Após a limpeza do pus, foi examinada a membrana timpânica. Esta apresentava uma grande perfuração marginal póstero-superior com algum material esbranquiçado no ouvido médio (provavelmente colesteatoma). O ouvido direito estava dentro dos limites normais.

4- Exame da região pós-aural. Não se registou nenhum achado significativo e esta região era normal.

5- O teste vocal revelou um grau moderado de perda de audição do lado esquerdo.

6- Testes de diapasão. O teste de Rinne foi negativo na orelha esquerda e positivo na orelha direita. O teste de Weber foi lateralizado para o lado esquerdo e o teste de Schwabach foi igual ao do examinador em ambas as orelhas.

7- Teste de fístula. Foi negativo em ambos os ouvidos.

8- Testes de função vestibular. Todos se encontravam dentro dos limites normais.

9- Sensações gustativas na língua. O estudo mostrou uma diminuição das sensações gustativas no terço anterior esquerdo da língua.

10-Exame do nariz e da garganta. Estas regiões estavam dentro dos limites normais.

Investigações:

1- Pus para cultura e sensibilidade do canal auditivo externo esquerdo. Mostrou um forte crescimento de pseudomonas aeroginosa.

2- Audiograma de tom puro. Revelou surdez condutiva moderada a grave no lado esquerdo com limiar auditivo normal no lado direito.

3- Radiografia simples da mastoide (vista de Law). Mostrou nebulosidade na região mastoidea juntamente com erosão óssea e formação de cavidade (achado consistente com um colesteatoma).

4- Tomografia computorizada do osso mastoide. Este exame não foi efectuado devido ao facto de o doente não poder pagar.

5- Testes de electro-diagnóstico do nervo facial, como o "teste mínimo de excitabilidade do nervo", a "eletromiografia" e a "electroneuronografia". Estes exames não foram efectuados devido à falta de meios financeiros do doente.

Diagnóstico:

Trata-se de um caso de paralisia do nervo facial como complicação de uma otite média crónica supurativa do tipo ático-antral (OMCS com colesteatoma).

Tratamento:

O doente foi planeado para exploração da mastoide e descompressão do nervo facial sob anestesia geral. Através de uma abordagem pós-aural, o antro mastoide foi aberto. Um colesteatoma extenso estava presente no antro mastoide e nas células aéreas da mastoide. Todo o colesteatoma foi removido dessas áreas. A ponte foi baixada e foi feita uma mastoidectomia radical modificada. Verificou-se que o colesteatoma estava a causar erosão do canal facial e

compressão do nervo facial no seu segundo joelho. Toda a doença foi removida desta área e o canal facial foi aberto à volta do local da erosão. O nervo encontrava-se intacto, pelo que foi coberto com um enxerto de fáscia temporal. A recuperação pós-operatória decorreu sem intercorrências e o nervo facial registou melhorias.

Discussão:

O nervo facial é o sétimo nervo craniano e é um nervo misto que contém fibras motoras, sensoriais e secretomotoras. A causa da paralisia do nervo facial é classificada em:

1- Paralisia supra-nuclear: Neste tipo, apenas a metade inferior da face é afetada, enquanto a metade superior escapa à paralisia. Isto deve-se ao facto de o núcleo facial receber fibras de ambos os lados do córtex que controla a metade superior da face.

2- Paralisia nuclear: O núcleo motor facial é afetado e o quadro clínico é semelhante ao do tipo infra-nuclear.

3- Paralisia infra-nuclear: Todo o lado da face é afetado juntamente com outras estruturas fornecidas pelo nervo facial. De acordo com o local de envolvimento, é ainda classificada em:

i- Intra-craniano

ii- Intra-temporal

iii- Extra-temporal ou extra-craniano

O nervo facial está intimamente relacionado com o ouvido, pelo que muitas doenças do ouvido podem causar paralisia do nervo facial. O colesteatoma, devido à sua capacidade de erosão óssea, é uma das principais causas de paralisia do nervo facial.

TESTE-SE A SI PRÓPRIO

Lê o cenário clínico apresentado no início e responde às seguintes perguntas
1- Observe a fig. 10.1 e diga que a paralisia do nervo facial está presente em que lado da face?
2- Como é que vai gerir este caso?
3- Apresentar a classificação da paralisia do nervo facial.
4- Quais são as causas importantes da paralisia otogénica do nervo facial?

Caso 11

Cenário clínico

Um doente do sexo masculino, adulto, de 24 anos de idade, deu entrada no Serviço de Medicina Geral e Familiar com queixas de corrimento recorrente do ouvido direito desde há muitos anos. Gostava de nadar e desenvolveu corrimento recorrente do ouvido sempre que a água entrava no seu ouvido direito durante a natação. Tinha de tomar antibióticos durante alguns dias para secar o ouvido. Aquando da apresentação, o seu ouvido estava seco e a imagem otoscópica do seu ouvido direito é mostrada na fig. 11.1.

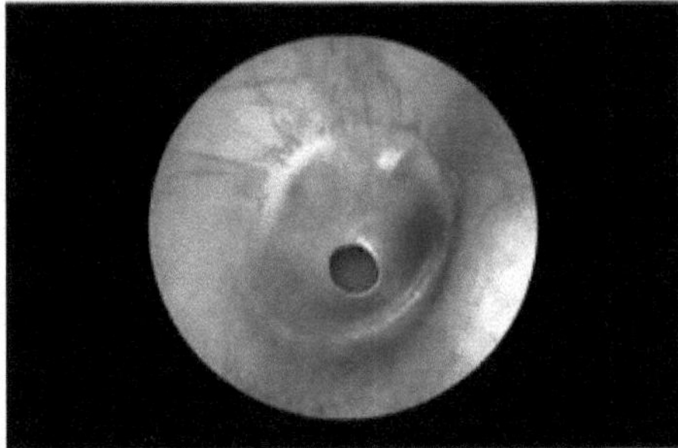

Fig. 11.1

Pequena perfuração central seca envolvendo o quadrante antero-inferior da pars tensa

Pontos importantes da história:
1- História pormenorizada sobre o primeiro início dos sintomas, ou seja, como começou? Neste doente, não se lembrava do primeiro episódio de descarga do ouvido e de como tinha começado.
2- História pormenorizada relativa ao corrimento, ou seja, frequência, quantidade, cor, cheiro desagradável, manchas de sangue, etc. Neste doente, o ouvido permaneceu seco durante a maior parte do tempo e o corrimento começou normalmente depois de nadar e voltou a ficar seco depois de tomar medicamentos durante alguns dias.
3- História pormenorizada sobre a deficiência auditiva e outros sintomas do ouvido. Neste caso, o doente tem uma ligeira sensação de deficiência auditiva e zumbidos ocasionais no lado direito.
4- Qualquer história de problema/sintoma nasal ou da garganta. Neste caso, não havia

qualquer sintoma relacionado com o nariz ou a garganta.

Pontos importantes do exame clínico:

1- Avaliação da perfuração. Neste doente, a perfuração era pequena, arredondada, central e seca, envolvendo o quadrante ântero-inferior da pars tensa (fig. 11.1). Não houve descarga.

2- Teste vocal. Ouviu um sussurro em ambos os ouvidos, ou seja, a audição parece estar dentro dos limites normais.

3- Testes de diapasão. O teste de Rinne foi positivo em ambas as orelhas, o teste de Weber foi lateralizado para o lado direito e o teste de Schwabach foi igual ao examinador em ambos os lados.

4- Quaisquer sinais de infeção do ouvido médio. Neste doente, o ouvido estava completamente seco, sem congestão da membrana timpânica. A mucosa do ouvido médio, vista através da perfuração, também parecia normal.

5- Qualquer patologia do nariz e da garganta. Neste caso, tanto o nariz como a garganta estavam dentro dos limites normais, sem qualquer achado significativo.

Diagnóstico:

Tratava-se de um caso de perfuração central pequena e seca da pars tensa.

Investigações:

1- Audiometria tonal. Revela uma perda condutiva de 15 a 20 dB, especialmente nas frequências mais baixas (fig. 11.2).

2- O pus para C/S é efectuado quando a descarga está presente. Este doente, quando apresentado, tem um ouvido seco, pelo que não foi efectuada a C/S.

3- Outras investigações de base para a anestesia geral, como o quadro completo do sangue, a VHS, a glicemia aleatória, a urina D/R e a radiografia do tórax (vista em PA). Todos estavam dentro dos limites normais neste paciente.

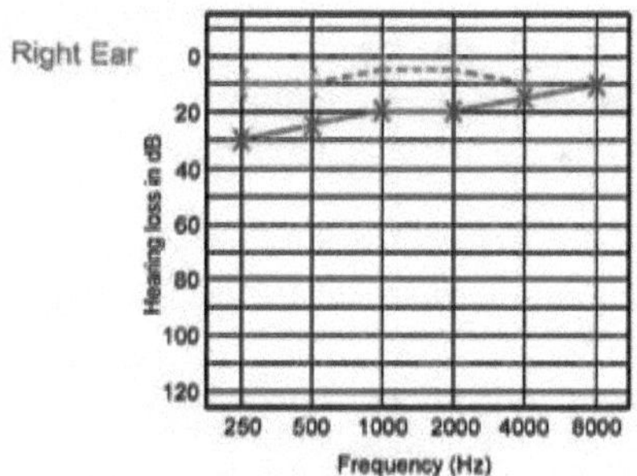

Fig. 11.2

Audiograma tonal do ouvido direito

Tratamento:

O paciente foi submetido a uma miringoplastia sob anestesia geral. Uma vez que se tratava de uma perfuração pequena, foi planeada uma miringoplastia com tampão de gordura. As margens da perfuração foram refrescadas com uma agulha e um tampão de gordura retirado do lóbulo foi colocado na perfuração. Foi aplicada uma esponja em toda a volta e o canal auditivo externo foi tapado com uma fita de guaze embebida em BIPP. A recuperação pós-operatória decorreu sem intercorrências e a perfuração cicatrizou completamente (fig. 11.3).

Discussão:

As causas da perfuração seca da pars tensa incluem:

1- Otite média aguda anterior com perfuração em que a cicatrização é incompleta, resultando numa pequena perfuração persistente.

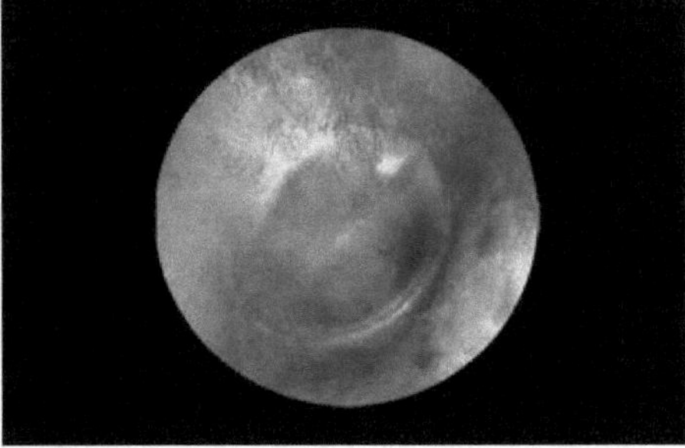

Fig. 11.3

Membrana timpânica 6 semanas após a miringoplastia

2- Perfuração persistente após miringotomia e colocação de grommet.

3- Tipo tubo-timpânico de otite média crónica supurativa em que a infeção foi resolvida com tratamento médico ou cirúrgico, mas a perfuração permanece.

4- Perfuração traumática em que a cicatrização é incompleta.

Muitos doentes vivem com uma pequena perfuração da membrana timpânica que não apresenta quaisquer sintomas. Os sintomas de uma perfuração pequena e seca incluem sons de assobio audíveis durante os espirros e o assoar do nariz, diminuição da audição e uma tendência para a infeção durante a constipação ou quando entra água no ouvido. A perda de audição numa perfuração pequena é normalmente ligeira e pode ser impercetível para os doentes. Em nadadores, mergulhadores e outros entusiastas de desportos aquáticos, podem ocorrer infecções recorrentes do ouvido. A terapêutica médica para a perfuração da pars tensa pequena visa controlar a infeção do ouvido quando há descarga, através da administração de antibióticos sistémicos adequados, toalete auricular e gotas auriculares antibióticas. O tratamento cirúrgico consiste na reparação da membrana timpânica (miringoplastia). As opções para a miringoplastia neste caso são

1- Miringoplastia sobreposta ou subposta com material de enxerto como a fáscia temporal. Mas estas duas técnicas de miringoplastia são mais adequadas para perfurações de tamanho médio a grande.

2- A miringoplastia com tampão de gordura é muito adequada para pequenas perfurações como esta. 3- Cauterização repetida das margens da perfuração com produtos químicos.

TESTE-SE A SI PRÓPRIO

Lê o cenário clínico apresentado no início e responde às seguintes perguntas

1- Quais são os pontos importantes na anamnese e no exame clínico deste doente?

2- Que investigações ordenará num caso destes?

3- Como é que vai tratar este doente?

4- Quais são as diferentes opções para a miringoplastia?

5- Quais são as vantagens da miringoplastia com tampão de gordura?

Caso 12

Cenário clínico

Um doente do sexo masculino, de 17 anos de idade, apresentou-se com a queixa de diminuição da audição no ouvido esquerdo durante os últimos 7 a 8 meses. Estava frequentemente associada a ruídos crepitantes e borbulhantes com sensação de líquido no ouvido esquerdo, especialmente quando mudava a posição da cabeça. Não havia história de corrimento ou dor no ouvido. Ao exame, os achados otoscópicos do ouvido esquerdo são mostrados na fig. 12.1.

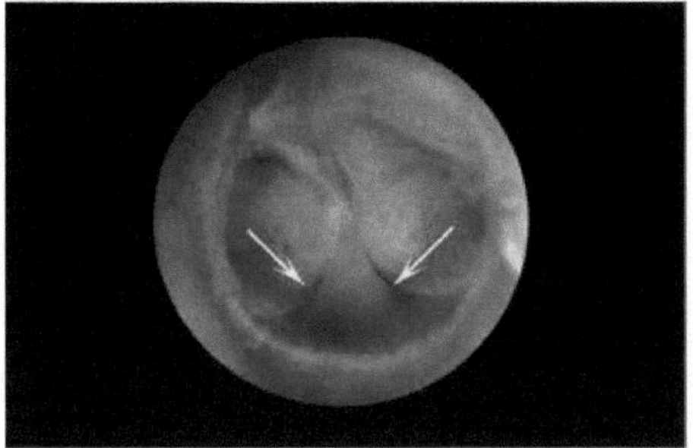

Fig. 12.1
Membrana timpânica do lado esquerdo
mostrando fluido no ouvido médio com
nível de fluido

Pontos importantes da história:

1- História pormenorizada da surdez. Neste doente, a surdez teve um início gradual, contínuo mas flutuante em termos de gravidade e o som parecia mais baixo mas não distorcido.

2- Qualquer história de descarga ou dor. Neste caso, não havia história de descarga ou dor no ouvido esquerdo.

3- Qualquer sintoma relacionado com o nariz ou a garganta. Tinha antecedentes de corrimento nasal recorrente e gotejamento pós-nasal, que geralmente aliviava com a toma de medicamentos durante alguns dias.

Pontos importantes do exame clínico:

1- Exame da membrana timpânica. Apresenta líquido no ouvido médio com nível de líquido. A membrana timpânica parecia retraída e algo congestionada com ausência de cone de luz (fig. 12.1).

2- Manobra de Valsalva. A manobra de Valsalva não afectou a membrana timpânica do lado esquerdo, ou seja, não havia permeabilidade da trompa de Eustáquio.

3- Otoscopia pneumática de Siegel. Não revelou qualquer movimento da membrana timpânica.

4- Teste vocal. Revelou um grau moderado de surdez do lado esquerdo.

5- Testes de diapasão. O teste de Rinne foi negativo no lado esquerdo e positivo no lado direito. O teste de Weber foi lateralizado para o lado esquerdo e o teste de Schwabach foi igual para o examinador em ambos os lados.

6- Exame do nariz e da garganta. Não revelou qualquer achado significativo.

Investigações:

1- Audiograma de tom puro. Revela uma perda auditiva condutiva moderada (3040 dB no ouvido esquerdo (fig. 12.2). O ouvido direito apresenta uma audição dentro dos limites normais.

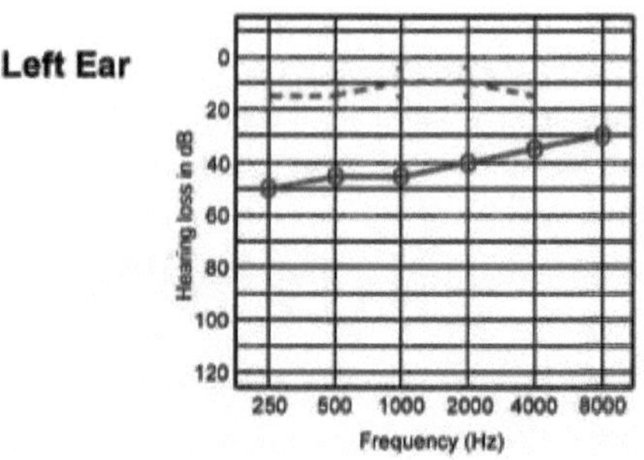

Fig. 12.2 Audiograma tonal puro do ouvido esquerdo com
perda auditiva condutiva moderada

2- Audiograma de fala. Apresentou 100% de discriminação vocal em ambos os lados.

3- Timpanograma. Apresenta um gráfico do tipo B no lado esquerdo (fig. 12.3) e um gráfico do tipo A no lado direito.

4- Radiografia simples dos tecidos moles da nasofaringe (vista lateral) e radiografia dos SPN (vista em água) para detetar qualquer patologia da nasofaringe, do nariz e dos SPN, que se encontravam dentro dos limites normais.

5- Outras investigações de base para anestesia geral. Todos estavam dentro dos limites normais.

Diagnóstico:

Trata-se de um caso de otite média com efusão no ouvido esquerdo.

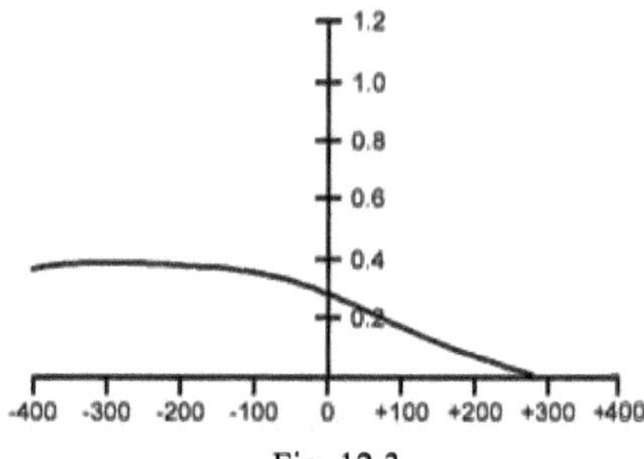

Fig. 12.3
Timpanograma do lado esquerdo com
gráfico do tipo B

Tratamento:

O paciente foi planeado para miringotomia e inserção de grommet sob anestesia geral. Foi efectuada uma incisão radial com uma faca de miringotomia no quadrante ântero-inferior da pars tensa. Saiu líquido mucoide, que foi removido por aspiração e o grommet foi inserido (fig. 12.4). No pós-operatório, foram administrados antibióticos, analgésicos/ AINEs e descongestionantes sistémicos durante 2 semanas. Os sintomas do doente melhoraram significativamente. O grommet foi removido ao fim de 3 meses.

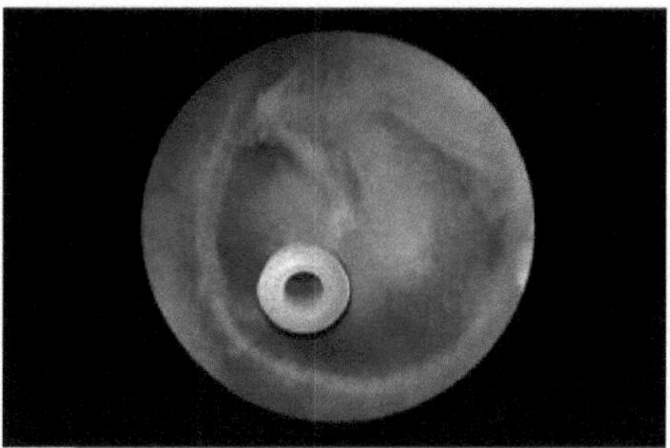

Fig. 12.4

Membrana timpânica após miringotomia e inserção de ilhós

Discussão:

O termo "otite média com efusão" ou "otite média não supurativa" é aplicado à condição clínica caracterizada pela presença de líquido não purulento na fenda do ouvido médio. O líquido pode ser seroso, mucoide ou, por vezes, de natureza hemorrágica.

As formas aguda e crónica podem por vezes ser distinguidas de acordo com o modo de início ou pela duração, mas a distinção pode nem sempre ser clara e a doença é frequentemente recorrente. Na forma aguda de otite média com efusão, a duração da doença é inferior a 3 semanas e na forma crónica a duração é superior a 3 meses.

Ao longo do tempo, têm sido propostas diferentes terminologias para esta doença. Em 1886, Politzer descreveu pela primeira vez o termo "otite média catarral". Após o fim da segunda guerra mundial, o termo "orelha de cola" foi introduzido pela primeira vez por Jordan. Os outros sinónimos habitualmente utilizados para esta doença são otite média secretora, otite média serosa, otite média mucinosa, otite média catarral, otite média exsudativa e orelha de cola. É considerada como a causa mais importante de surdez nas crianças de todo o mundo.

A etiologia exacta desta doença é desconhecida. Os seguintes factores são descritos como os factores etiológicos desta doença.

1- Oclusão da trompa de Eustáquio
2- Alergia
3- Infeção viral
4- Otite média aguda não resolvida
5- Fenda palatina

TESTE-SE A SI PRÓPRIO

Lê o cenário clínico apresentado no início e responde às seguintes perguntas

1- Qual é o seu diagnóstico neste caso?
2- Que investigações ordenará neste caso?
3- Como é que vai tratar este caso?
4- Descreva brevemente a patologia da otite média com efusão.
5- Descrever os achados da membrana timpânica, conforme ilustrado na fig. 12.1.
6- Descrever os resultados do audiograma tonal da fig. 12.2.
7- Que tipo de gráfico de timpanograma é apresentado na fig. 12.3.
8- Qual é o local de incisão para a miringotomia em casos de otite média com efusão?

Caso 13

Uma doente de 28 anos de idade apresentou-se com queixas de problemas de audição em ambos os ouvidos durante os últimos 10 a 12 anos. Tinha mais problemas de audição em ambientes calmos e tranquilos do que em locais ruidosos. Não havia história de dor ou de descarga dos ouvidos. Ao exame, o canal auditivo externo e a membrana timpânica apresentavam-se normais em ambos os ouvidos.

Pontos importantes da história:

1- História detalhada sobre a surdez, ou seja, início, progressão, factores associados, factores de agravamento e de alívio. De acordo com o doente, o início da surdez foi insidioso, inicialmente a deficiência auditiva era ligeira, mas foi aumentando gradualmente até à situação atual. A surdez foi contínua, sem flutuações de gravidade, sem factores de agravamento ou de alívio. Ocasionalmente, estava associada a sensações de zumbido em ambos os ouvidos.

2- Ouve melhor em ambientes silenciosos ou em locais ruidosos. Nesta doente, a audição era melhor em locais ruidosos (paracussis Wallisi).

3- Idade de início. Nesta doente, as queixas começaram quando ela tinha cerca de 16 a 17 anos de idade.

4- Efeito da gravidez na audição. Ela teve dois filhos e, segundo ela, a surdez aumentou durante a gravidez em ambos os casos.

5- História de surdez na família. Segundo a doente, a sua mãe e a sua irmã mais velha também tinham queixas semelhantes.

6- Qualquer história de dor ou descarga dos ouvidos. Neste caso, não havia historial de dor ou descarga dos ouvidos.

7- Qualquer queixa relacionada com o nariz ou a garganta. Neste doente não existia qualquer queixa deste tipo.

Pontos importantes do exame clínico:

1- Exame físico geral. É uma senhora jovem, de cor clara, de constituição média e bem orientada.

2- O exame do ouvido externo, do canal auditivo externo e da membrana timpânica parecem estar todos dentro dos limites normais.

3- Teste vocal, que revela um grau moderado de perda de audição.

4- Testes de diapasão. O teste de Rinne foi negativo em ambas as orelhas, o teste de Weber foi centralizado e o teste de Schwabach foi igual ao do examinador em ambas as orelhas.

5- Manobra de Valsalva e otoscopia pneumática de Siegel. A trompa de Eustáquio estava pérvia e a membrana timpânica era móvel.

6- Testes de função vestibular, todos dentro dos limites normais.

7- Exame do nariz e da garganta. Não se registou nenhum achado significativo.

Investigações:

1- Audiograma de tom puro. Mostrou um grau moderado de surdez condutiva em ambos os ouvidos. Havia uma queda na condução óssea a 2000 Hz (entalhe de Carhart) em ambos os ouvidos (fig. 13.1 e 13.2).

2- Audiograma de fala. A discriminação vocal foi de 98% no ouvido direito e 96% no ouvido esquerdo.

3- Timpanograma, mostrando o gráfico do tipo As em ambos os ouvidos (fig. 13.3 e 13.4).

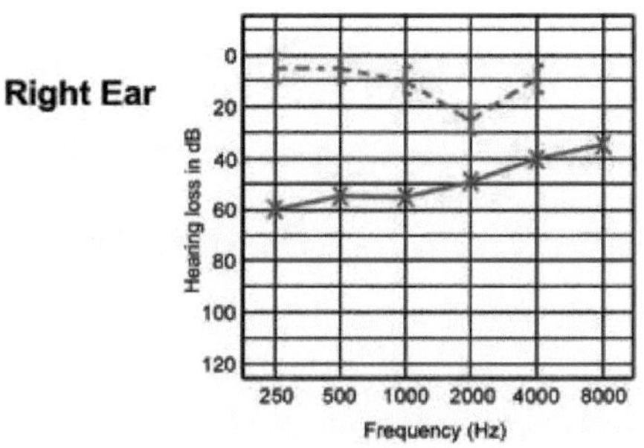

Fig. 13.1 Audiograma tonal puro do ouvido direito

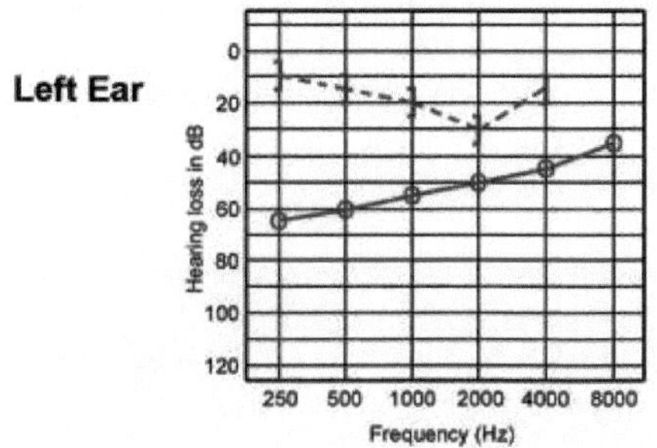

Fig. 13.2 Audiograma tonal puro do ouvido esquerdo

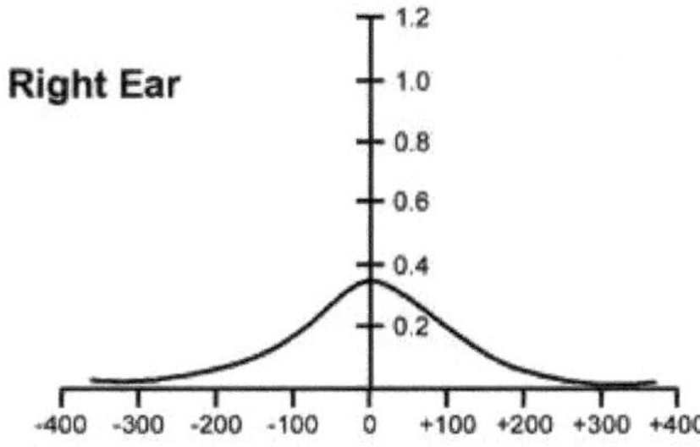

Fig. 13.3 Timpanograma do ouvido direito

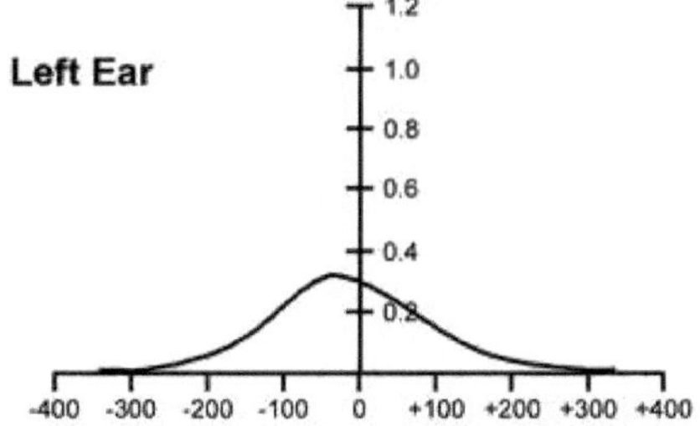

Diagnóstico:

Tratava-se de um caso de otosclerose em ambos os ouvidos.

Diagnóstico diferencial:

As outras causas de surdez condutiva devido a patologia no ouvido médio devem ser consideradas no diagnóstico diferencial, como

1- Fixação congénita da platina do estribo. Nesta doença, a surdez está presente desde o nascimento.

2- Otite média adesiva. A membrana timpânica não tem um aspeto normal e é móvel.

3- Timpanosclerose. Manchas calcárias brancas são vistas na membrana timpânica.

4- Deslocação ossicular. O timpanograma do tipo AD será visto nesta condição.

Tratamento:

O doente foi planeado para estapedotomia e inserção de pistão de teflon sob anestesia geral, primeiro no lado direito. A incisão de Rosen foi feita e o retalho timpanomeatal foi levantado. O nervo corda do tímpano foi refletido para baixo e o contraforte ósseo póstero-superior foi removido. O tendão do músculo estapédio foi cortado e a supraestrutura do estribo foi removida após a fratura. Foi efectuado um orifício na placa do estribo e o pistão de teflon (pistão de Shea) foi

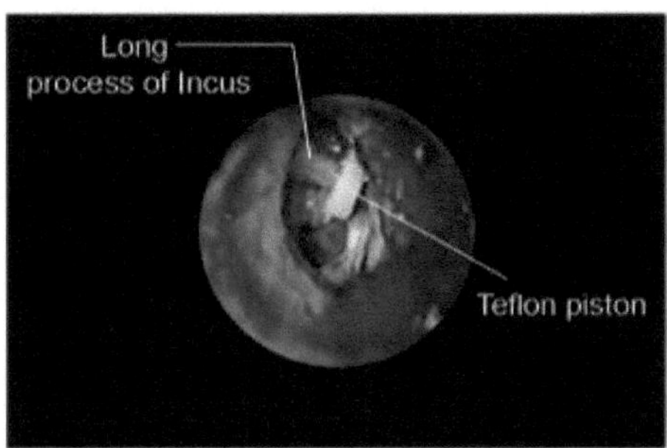

Fig. 13.5 Operação de estapedotomia com inserção de pistão de teflon

inserido (fig. 13.5). A recuperação pós-operatória decorreu sem problemas, com melhoria da audição.

Discussão:

A otosclerose ou otospongiose é uma doença localizada da cápsula ótica. Há formação de novo osso esponjoso, que causa anquilose da platina do estribo para as margens da janela oval ou pode invadir e envolver a cóclea. Este processo ocorre na camada endocondral da cápsula ótica óssea. Essas alterações ósseas ocorrem em um ou mais locais constantes da cápsula ótica. O local mais comum é anterior à janela oval (fissula antefenestrum), causando anquilose da platina do estribo em relação às margens da janela oval. O osso anormal pode estar presente noutros locais da cápsula ótica, mas normalmente não causa qualquer manifestação clínica.

TESTE-SE A SI PRÓPRIO

Lê o cenário clínico apresentado no início e responde às seguintes perguntas

1- Qual é o diagnóstico mais provável neste caso?
2- Quais são os diagnósticos diferenciais neste caso?
3- Como é que vai investigar este caso?
4- Como é que vai tratar este caso?
5- Quais são os resultados do audiograma de tom puro nas figuras 13.1 e 13.2?
6- Quais são os achados no timpanograma das fig. 13.3 e 13.4?
7- Descrever as etapas da operação de estapedotomia.
8- Qual é a patologia da otosclerose?

Caso 14

Cenário clínico

Um gestor bancário reformado, de 68 anos de idade, apresentou-se com a queixa de uma deficiência auditiva bilateral progressiva nos últimos anos. Tinha uma dificuldade acentuada em compreender o discurso, especialmente na presença de ruídos de fundo. Ao exame, as orelhas externas e as membranas timpânicas pareciam normais.

Pontos importantes da história:

1- História pormenorizada sobre a surdez, ou seja, o seu início, contínua ou intermitente, progressiva ou não, unilateral ou bilateral, ouve melhor em locais ruidosos ou em salas silenciosas, factores associados. Neste caso, o doente apresentava uma perda auditiva bilateral, progressiva e dificuldade em compreender a fala na presença de ruídos de fundo (o que é típico de casos de surdez neurossensorial).

2- Qualquer historial de descarga dos ouvidos. Neste caso, não havia historial de descarga dos ouvidos.

3- Qualquer historial de diabetes mellitus. Neste caso, não há historial de diabetes mellitus.

4- Historial profissional e exposição a sons fortes. Neste caso, tratava-se de um gestor bancário reformado e não havia antecedentes de qualquer exposição profissional ao ruído ou a um som súbito como a explosão de uma bomba ou de uma arma de fogo.

5- Antecedentes de uso de qualquer medicamento ototóxico. Neste caso, não havia antecedentes de utilização de qualquer medicamento com tais efeitos.

Pontos importantes do exame clínico:

1- Exame do ouvido externo, do canal auditivo externo e da membrana timpânica. Tudo parece estar dentro dos limites normais.

2- Teste vocal. Revelou um grau moderado de perda auditiva.

3- Testes de diapasão. O teste de Rinne foi positivo em ambas as orelhas, o teste de Weber foi centralizado e o teste de Schwabach foi menor que o examinador em ambas as orelhas (significa que o paciente tem perda neurossensorial bilateral e igual).

4- Testes de função vestibular. Todos estavam dentro dos limites normais.

5- Exame do nariz e da garganta. Não se registou nenhum achado significativo.

Investigações:

1- Audiograma tonal puro. Revelou surdez neurossensorial moderada a grave do tipo slopping (ou seja, mais pronunciada nas frequências mais altas) em ambos os ouvidos (fig. 14.1 e 14.2).

2- Audiograma de fala. A pontuação da discriminação da fala foi de 69% no ouvido direito e 72% no ouvido esquerdo.

3- O timpanograma mostrou um gráfico do tipo A em ambos os ouvidos.

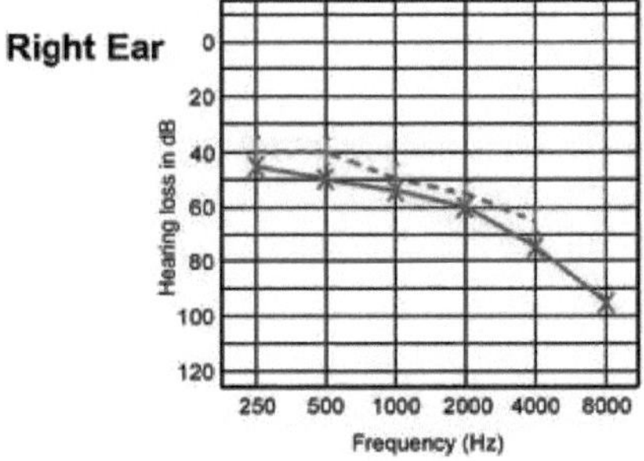

Fig. 14.1 Audiograma tonal puro do ouvido direito

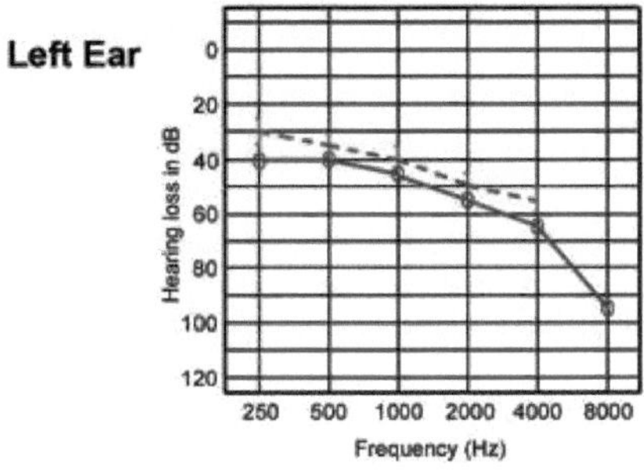

Fig. 14.2 Audiograma tonal puro do ouvido esquerdo

Diagnóstico:
Tratava-se de um caso de surdez neurossensorial bilateral, muito provavelmente surdez senil ou presbiacusia.

Diagnóstico diferencial:
As outras causas de surdez neurossensorial devem ser consideradas no diagnóstico diferencial.

Tratamento:
Tratava-se de um caso de perda auditiva neurossensorial bilateral moderada a grave devido ao envelhecimento, pelo que foi proposto ao doente o seguinte tratamento: 1- Aparelho auditivo. O doente foi equipado com aparelhos auditivos digitais programáveis do tipo retroauricular (BTE) em ambos os ouvidos (fig. 14.3).
2- Leitura labial e treino auditivo.

Discussão:
O termo presbiacusia ou surdez senil é utilizado para descrever a perda de audição resultante de alterações degenerativas devidas ao envelhecimento. A surdez é caraterísticamente bilateral, simétrica e lentamente progressiva. Afecta ambos

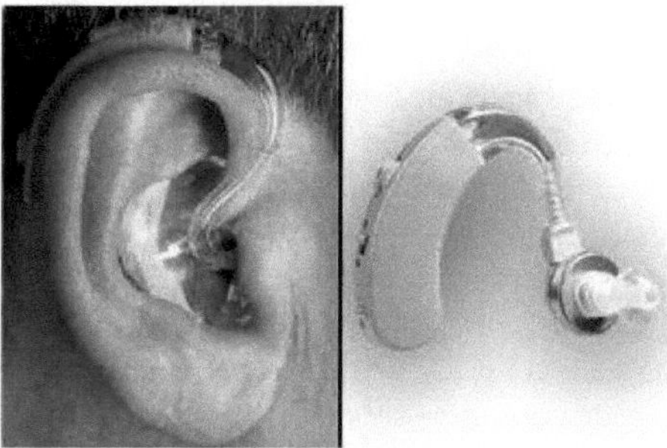

Fig. 14.3

Aparelho auditivo do tipo atrás da orelha (BTE)

os sexos igualmente. As alterações degenerativas ocorrem como resultado de insuficiência vascular devido a esclerose, trombose ou aterosclerose e envolvem:

1- Células ciliadas no órgão de Corti
2- Tecidos neurais no gânglio espiral
3- Estria vascular
4- Membrana basal

TESTE-SE A SI PRÓPRIO

Lê o cenário clínico apresentado no início e responde às seguintes perguntas

1- Qual é o diagnóstico mais provável neste caso?
2- Quais são os diagnósticos diferenciais neste caso?
3- Como é que vai investigar este caso?
4- Como é que vai gerir este caso?
5- O que é a surdez senil ou presbiacusia?

Caso 15

Cenário clínico

Um operário de uma fábrica de têxteis de 48 anos de idade apresentou-se com a queixa de ter uma deficiência auditiva em ambos os ouvidos desde há muitos anos. Tinha grande dificuldade em compreender a fala, especialmente em locais ruidosos. Não havia história de dor ou descarga dos ouvidos mas, ocasionalmente, também tinha zumbidos em ambos os ouvidos. Ao exame clínico, o pavilhão auricular, o canal auditivo externo e a membrana timpânica estavam todos normais.

Pontos importantes da história:

1- História detalhada sobre a surdez, ou seja, o seu início, contínua ou intermitente, progressiva ou não, unilateral ou bilateral, se ouve melhor em locais ruidosos ou em ambientes silenciosos, factores associados. Neste caso, a surdez teve um início insidioso, contínuo, progressivo, bilateral e igual em ambos os ouvidos.

2- Antecedentes profissionais e exposição a ruído intenso. Era operário de uma fábrica de têxteis e trabalhava em máquinas pesadas com som elevado 8 a 10 horas por dia durante os últimos 30 anos. Na sua fábrica, não havia qualquer tipo de proteção para os ouvidos contra o ruído intenso.

3- Qualquer historial de diabetes mellitus. Neste caso, não há historial de diabetes mellitus.

4- Qualquer historial de trauma nos ouvidos ou na cabeça. Não havia qualquer historial.

5- Antecedentes de uso de qualquer medicamento ototóxico. Neste caso, não havia antecedentes de utilização de qualquer medicamento com tais efeitos.

Pontos importantes do exame clínico:

1- Exame do ouvido externo, do canal auditivo externo e da membrana timpânica. Tudo parece estar dentro dos limites normais.

2- O teste vocal revelou um grau moderado de perda de audição.

3- Testes de diapasão. O teste de Rinne foi positivo em ambas as orelhas, o teste de Weber foi centralizado e o teste de Schwabach foi menor que o examinador em ambas as orelhas (significa que o paciente tem perda neurossensorial bilateral e igual).

4- Testes de função vestibular. Todos estavam dentro dos limites normais.

5- Exame do nariz e da garganta. Não se registou nenhum achado significativo.

Investigações:

1- Audiograma tonal puro. Revelou surdez neurossensorial moderada a grave do tipo slopping (ou seja, mais acentuada nas frequências mais altas) em ambos os ouvidos (fig. 15.1 e 15.2).

2- Audiograma de fala. A discriminação vocal foi de 70% na orelha direita e 74% na orelha esquerda.

3- O timpanograma mostrou um gráfico do tipo A em ambos os ouvidos.

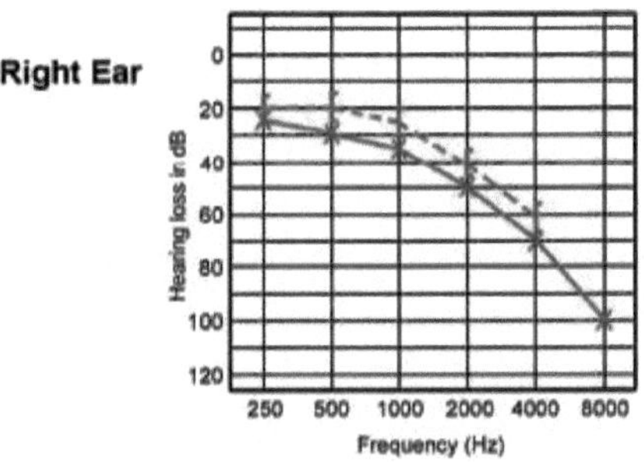

Fig. 15.1 Audiograma tonal puro do ouvido direito

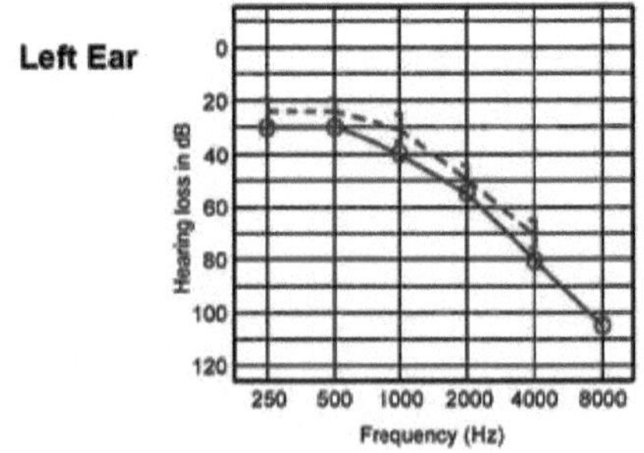

Fig. 15.2 Audiograma tonal puro do ouvido esquerdo

Diagnóstico:

Tratava-se de um caso de perda auditiva sensório-neural bilateral, provavelmente uma perda auditiva induzida por ruído (PAIR).

Diagnóstico diferencial:

As outras causas de surdez neurossensorial devem ser consideradas no diagnóstico diferencial.

Tratamento:

Tratava-se de um caso de perda auditiva bilateral moderada a grave induzida por ruído, pelo que foi proposto ao doente o seguinte tratamento.

1- Aparelho auditivo. O doente foi equipado com aparelhos auditivos digitais programáveis do tipo behind the ear (BTE) em ambos os ouvidos.

2- Leitura labial e treino auditivo.

3- Proteção dos ouvidos contra sons fortes durante o trabalho, para evitar uma maior perda de audição induzida pelo ruído.

Discussão:

A surdez ou perda auditiva induzida pelo ruído (NIHL) é causada pela exposição prolongada a um som forte. O grau de surdez é proporcional à intensidade do som

Cenários clínicos em otorrino-laringologia

e a duração da exposição diária, embora haja uma grande variação na suscetibilidade individual. A norma da OSHA (Occupational Safety and Health Administration, EUA) relativa à exposição segura a diferentes níveis de intensidade sonora por dia, durante cinco dias por semana, é a seguinte. Estes níveis são referidos como o nível de exposição admissível (PEL).

16 horas	85 dB
8 horas	90 dB
6 horas	92 dB
4 horas	95 dB
3 horas	97 dB
2 horas	100 dB
1,5 horas	102 dB
1.0 hora	105 dB
30 minutos	110 dB
15 minutos	115 dB

TESTE-SE A SI PRÓPRIO

Lê o cenário clínico apresentado no início e responde às seguintes perguntas

1- Qual é o diagnóstico mais provável neste caso?

2- Quais são os diagnósticos diferenciais neste caso?

3- Como é que vai investigar este caso?

4- Como é que vai gerir este caso?

5- Quais são as causas da perda auditiva induzida pelo ruído?

6- Qual é o nível de exposição admissível (PEL) do som?

Caso 16

Cenário clínico

Um doente do sexo masculino, de 48 anos de idade, veio à consulta com queixas de vertigens graves desde há um dia. Juntamente com as vertigens, apresenta zumbidos e perda de audição no ouvido direito. Tinha antecedentes de ataques semelhantes, três ou quatro vezes durante os últimos três anos, que melhoraram com a medicação e manteve-se normal entre os ataques.

Pontos importantes da história:

1- História pormenorizada da vertigem. Segundo o doente, a vertigem começou subitamente ontem e, desde então, tem sido contínua. Não havia qualquer efeito da postura, ou seja, permanecia igual quando estava de pé, sentado ou deitado. O doente sentia que todas as coisas à sua volta estavam a rodar. Não havia nenhum fator específico de agravamento ou de alívio. Estava também associada a náuseas e vómitos.

2- História pormenorizada da perda de audição e do zumbido. Segundo ele, ambos os sintomas começaram imediatamente após o início da vertigem. A perda auditiva era no ouvido direito, ligeira a moderada, contínua e sem factores de agravamento e alívio. Apresenta zumbido no ouvido direito, constante e igual, sem factores de agravamento ou alívio.

3- História de ataques semelhantes no passado. Segundo o doente, nos últimos três anos teve três a quatro ataques semelhantes que duraram cerca de um mês e que melhoraram completamente com a medicação. Não houve qualquer queixa ou sintoma entre os ataques.

4- Qualquer história de traumatismo craniano, dor de cabeça ou qualquer outro sintoma neurológico. Não existia tal historial.

5- Antecedentes de uso de qualquer droga vestibulo-tóxica. Neste caso, não havia antecedentes de utilização de qualquer medicamento com tais efeitos.

6- Qualquer historial de alergia. O doente tem alergia a várias coisas.

Pontos importantes do exame clínico:

1- Exame físico geral. O doente era um homem de meia-idade, de estatura média e constituição obesa, com um ar ansioso mas bem orientado no tempo, no espaço e na pessoa. Os seus sinais vitais estavam dentro dos limites da normalidade.

2- Exame do ouvido externo, do canal auditivo externo e da membrana timpânica. Tudo parece estar dentro dos limites normais.

3- O teste vocal revelou um grau moderado de perda auditiva do lado direito.

4- Testes de diapasão. O teste de Rinne foi positivo em ambas as orelhas, o teste de Weber foi lateralizado para a orelha esquerda e o teste de Schwabach foi menor que o examinador na orelha direita e igual ao examinador na orelha esquerda.

5- Teste de fístula. Foi negativo em ambos os ouvidos.

6- Exame do nervo facial. Estava intacto.

7- Nistagmo espontâneo. Foi positivo com a componente rápida virada para o lado esquerdo.

8- Marcha. O doente desviava-se para o lado direito quando caminhava com os olhos fechados.

9- Teste de Romberg. O doente balançava para o lado direito quando estava de pé com os olhos fechados.

10- Os testes das funções cerebelares, como o teste do dedo no nariz, os movimentos rápidos alternados (disdiadococinesia) e o fenómeno de ressalto, estavam todos dentro dos limites normais.

11- Exame de outros nervos cranianos. Todos estavam intactos.

12- Exame do nariz e da garganta. Nenhum resultado significativo.

Investigações:

1- Audiograma de tom puro. Apresenta surdez do tipo neurossensorial moderada, igual em todas as frequências no lado direito e audição normal no lado esquerdo (fig. 16.1).
2- Audiograma de fala. A discriminação vocal foi de 70% na orelha direita e 96% na orelha esquerda.
3- Teste de recrutamento. Foi positivo no lado direito, mostrando uma lesão coclear.
4- Teste calórico. Não foi efectuado devido a um ataque agudo de vertigens graves.
Diagnóstico:
Tratava-se de um caso de doença de Meneire.
Diagnóstico diferencial:
As outras causas de vertigem devem ser consideradas no diagnóstico diferencial, como:
1- Neuronite vestibular. Geralmente segue-se a um ataque de gripe e a audição permanece normal nesta situação.
2- Labirintite. É sobretudo uma complicação de otite média crónica supurativa ou de cirurgia do ouvido. Por vezes, pode ocorrer labirintite de origem viral.

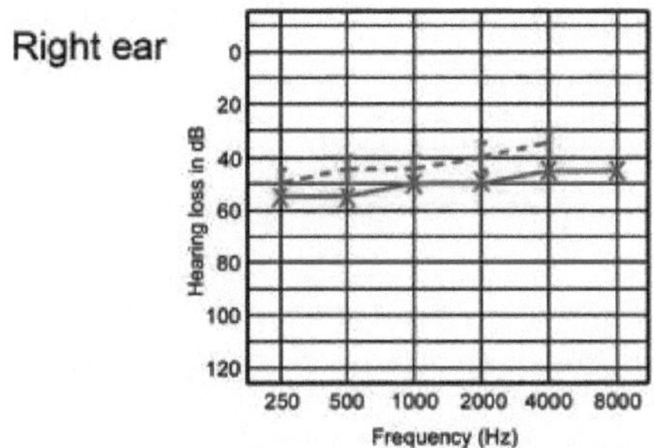

Fig. 16.1
Audiograma de tom puro do ouvido direito

3- Vertigem posicional paroxística benigna (VPPB). Nesta condição, a vertigem só ocorre em determinadas posições específicas da cabeça.
4- Causas centrais da vertigem.
Tratamento:
Durante o ataque agudo de vertigem, o doente foi aconselhado a repousar rigorosamente na cama e foram-lhe prescritos medicamentos antivertiginosos ou sedativos labirínticos. Para além disso, o doente foi aconselhado a:
1- Dieta pobre em sal
2- Evitar o consumo excessivo de água
3- Deixar de fumar
4- Evitar o stress e mudar o estilo de vida
5- Evitar coisas que causam reacções alérgicas
O doente ficou livre de sintomas em dez dias. Foi aconselhado um acompanhamento regular e, após a adoção das precauções acima mencionadas, não se registou qualquer outro ataque de vertigens no período de acompanhamento do último ano.
Discussão:
A doença de Ménière é uma perturbação do labirinto endolinfático. Caracteriza-se por ataques paroxísticos súbitos de vertigem, surdez e zumbido. Envolve tanto o componente coclear

como o componente vestibular do ouvido interno.

O achado histológico mais consistente na doença de Ménière é a dilatação do compartimento endolinfático do ouvido interno. O defeito básico é a produção excessiva ou a absorção diminuída da endolinfa. Como resultado, a escala média é distendida com endolinfa. Devido à distensão excessiva da escala média, ocorre a rutura da membrana de Reissner. Isto leva à mistura da endolinfa e da perilinfa, o que perturba a microfonia coclear e os potenciais de ação dos nervos. Isto acontece porque a endolinfa é um fluido rico em potássio e a perilinfa é um fluido rico em sódio. O ataque continua até que a membrana rompida seja curada e a bioquímica local seja corrigida. O mesmo tipo de ataque ocorre novamente quando a escala média está demasiado distendida.

TESTE-SE A SI PRÓPRIO

Lê o cenário clínico apresentado no início e responde às seguintes perguntas

1- Qual é o diagnóstico mais provável neste caso?
2- Quais são os diagnósticos diferenciais neste caso?
3- Como é que vai investigar este caso?
4- Como é que vai tratar este doente?
5- Qual é a patologia da doença de Meneire e porque é que ocorre em ataques paroxísticos?

Caso 17

Cenário clínico

Uma doente de 46 anos veio com queixas de vertigens repetidas, náuseas e vómitos ocasionais, com duração de 2 a 3 minutos, desde há 3 meses. A vertigem era exacerbada sempre que virava a cabeça para a esquerda quando estava deitada na cama ou quando se levantava da cama. Não tem antecedentes de surdez ou zumbido.

Pontos importantes da história:

1- História pormenorizada da vertigem. Segundo a doente, os seus sintomas começaram após um acidente de viação em que sofreu um traumatismo craniano ligeiro. Tinha uma sensação de rotação sempre que virava a cabeça para a esquerda quando se deitava ou se levantava da cama. Não tinha qualquer problema quando estava de pé, sentada ou a andar. Tem também náuseas e, ocasionalmente, vómitos durante o ataque de vertigens, que se mantêm durante alguns minutos, voltando ao normal passados poucos minutos. Os sintomas eram constantes c os mesmos desde o início, sem factores de agravamento ou de alívio, exceto o movimento da cabeça.

2- Qualquer história de corrimento, surdez, zumbido ou qualquer sintoma relacionado com o ouvido. Não havia qualquer outra queixa.

3- História de dor ou rigidez no pescoço. Não havia antecedentes, mas ocasionalmente sentia tonturas com movimentos rápidos da cabeça.

4- Qualquer historial de traumatismo ou ferimento na cabeça. Havia um historial claro de acidente de viação e traumatismo craniano e todos os sintomas começaram depois disso.

5- História médica anterior para doenças como hipertensão, diabetes mellitus, sífilis, etc. Não havia antecedentes de tais doenças.

6- Qualquer outra queixa neurológica. Não existia tal historial.

7- Historial de medicamentos. Utilizou vários medicamentos para estas queixas sem qualquer alívio e não sabia os seus nomes. Não havia historial de utilização de qualquer medicamento antes do início dos sintomas.

8- Qualquer historial de doença psiquiátrica. Não existem antecedentes.

Pontos importantes do exame clínico:

1- Exame físico geral. A doente era uma mulher de meia-idade, de estatura e constituição medianas, sentada confortavelmente e totalmente orientada. Os seus sinais vitais estavam dentro dos limites normais e não havia outros achados positivos no exame físico geral.

2- Exame dos ouvidos. O pavilhão auricular, o canal auditivo externo e a membrana timpânica estavam todos normais em ambos os lados.

3- Teste de voz e testes de diapasão. Todos estavam dentro dos limites normais.

4- Exame de todos os nervos cranianos. Todos estavam intactos.

5- Exame para nistagmo espontâneo. Estava ausente.

6- Marcha sem e com os olhos fechados. Estava dentro dos limites normais.

7- Testes de função cerebelar. Todos estavam dentro dos limites normais.

8- Teste de Dix-Hallpike. Havia nistagmo e sensação de vertigem quando o doente era baixado com a cabeça virada para a esquerda. O nistagmo era de início tardio e mostrava fatigabilidade. Não havia nistagmo com a cabeça virada para o lado direito.

Diagnóstico diferencial:

O primeiro passo no diagnóstico diferencial de uma perturbação vestibular consiste em distinguir entre uma lesão periférica e uma lesão central. As seguintes doenças devem ser incluídas no diagnóstico diferencial deste doente:

1- Vertigem posicional paroxística benigna

2- Lesão traumática do labirinto

3- Neuronite vestibular

4- Labirintite

5- Doença de Ménière

6- Fístula perilinfática

7- Neuroma acústico

8- Hipotensão postural

9- Esclerose múltipla

10-Doença psiquiátrica ou utilização de medicamentos como tranquilizantes

Investigações:

1- Investigações de base como hemograma completo, açúcar no sangue, electrólitos séricos, testes de função renal. Todos estavam dentro dos limites normais.

2- Audiograma de tom puro e de fala. Ambos estavam dentro dos limites normais.

3- Timpanograma. O gráfico do tipo A foi observado em ambos os lados.

4- Teste calórico. Estava dentro dos limites normais em ambos os lados com água fria e quente.

Diagnóstico:

Tratava-se de um caso de vertigem posicional paroxística benigna (VPPB), sendo o ouvido afetado o lado esquerdo.

Tratamento:

Após todos os exames clínicos, o doente foi planeado para o "procedimento de reposicionamento de partículas" ou "manobra de Epley". Envolve o movimento sequencial da cabeça para diferentes posições, permanecendo em cada posição durante cerca de 30 segundos (fig. 17.1). Inicialmente, o doente foi aconselhado a sentar-se num sofá (posição 1). Como o ouvido afetado era o esquerdo, a cabeça do doente foi rodada para 45° à esquerda e depois a cabeça foi baixada (posição 2). Depois, mantendo a doente em posição supina, a cabeça foi rodada 90° para a direita (posição 3). Novamente, após 30 segundos, todo o corpo da doente foi rolado ou rodado para a direita, de modo a que o seu rosto ficasse 45° em direção ao chão (posição 4). A doente foi então aconselhada a sentar-se novamente a partir desta posição (posição 5). A doente reagiu bem após esta manobra e ficou livre de sintomas.

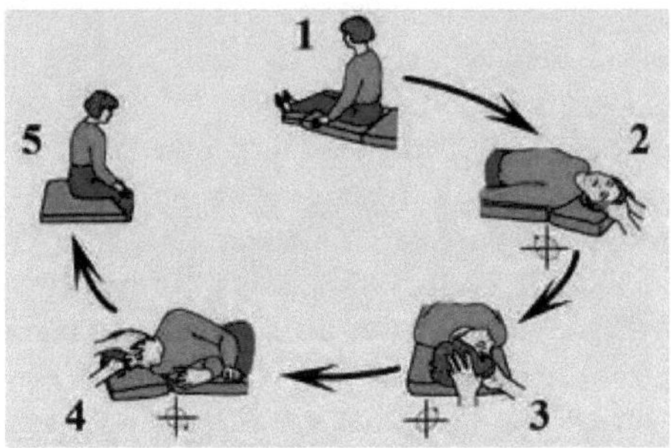

Fig. 17.1
Método de execução da
manobra de Epley

Discussão:

A vertigem posicional paroxística benigna (VPPB) é uma causa comum de tonturas e cerca de 20% de todos os casos de tonturas devem-se a esta causa. Esta incidência aumenta com a idade e, nas pessoas mais velhas, até 50% dos casos de tonturas são devidos à VPPB. Nesta doença, ocorrem ataques de vertigem recorrentes, paroxísticos e de curta duração em determinadas posições da cabeça. A etiologia exacta desta doença é desconhecida, mas supõe-se que o traumatismo craniano seja um fator importante. Devido a um traumatismo craniano, a otoconia ou os cristais de cálcio presentes no utrículo são deslocados e instalam-se no canal semi-circular posterior. Quando a cabeça é reorientada em relação à gravidade, o movimento dependente da gravidade dos detritos otoconiais mais pesados no interior do canal semicircular afetado provoca uma deslocação anormal da endolinfa e a consequente sensação de vertigem.

A posição da cabeça que provoca a vertigem deve ser evitada e, muitas vezes, é tudo o que é necessário. O papel dos fármacos antivertiginosos é controverso e pode proporcionar alívio em alguns doentes. Muitos dos casos podem resolver-se espontaneamente em poucos meses, mas alguns podem persistir durante anos. Existem dois procedimentos de consultório para tratar a VPPB, ambos destinados a deslocar os detritos otocónicos do canal semicircular posterior para algumas zonas menos sensíveis. Estas incluem a "manobra de Epleys" e a "manobra de Semont". O tratamento cirúrgico está indicado em casos de doença persistente durante anos que não responde a qualquer outro tratamento. Inclui "obturação do canal", secção do nervo singular, secção do nervo vestibular e labirintectomia.

TESTE-SE A SI PRÓPRIO

Lê o cenário clínico apresentado no início e responde às seguintes perguntas

1- Quais são os pontos importantes da anamnese e do exame clínico neste caso?

2- Como é que vai investigar este caso?

3- Como é que vai gerir este caso?

4- Qual é a fisiopatologia da vertigem posicional paroxística benigna?

5- Descrever o método da manobra de Epley.

Caso 18

Uma mãe trouxe o seu filho de um ano com a queixa de que ele não prestava atenção a qualquer tipo de som e o seu estado era o mesmo desde o nascimento. Pensou que ele era surdo e veio aqui para ser avaliado e consultado.

Pontos importantes da história:

1- História pormenorizada das queixas apresentadas. Segundo a mãe, ele não respondia a qualquer estímulo sonoro e ela pensava que ele era completamente surdo.

2- Historial sobre o desenvolvimento da criança e outros marcos. Todas as outras etapas eram normais e, de resto, ele era perfeitamente normal.

3- Antecedentes durante a gravidez de qualquer doença, utilização de medicamentos, infecções virais, exposição a radiações, etc. Neste caso, não havia antecedentes significativos durante a gravidez.

4- História pormenorizada do seu nascimento, como o tipo de parto, a duração do parto, a hipoxia da criança durante ou após o parto, a prematuridade da criança, o peso da criança à nascença, etc.

5- História detalhada dos acontecimentos após o nascimento da criança, como iterícia, incompatibilidade do fator Rh, hipotiroidismo, etc.

6- Consanguinidade, se a mãe e o pai são primos ou parentes próximos. Neste caso, o pai e a mãe eram primos em primeiro grau.

7- Estado dos outros irmãos. Ele tem uma irmã mais velha e um irmão e ambos eram absolutamente normais.

8- Antecedentes de surdez congénita nos outros membros da família e nos parentes próximos, tanto do lado materno como do paterno. Neste caso, havia história de surdez congénita em muitas pessoas entre os familiares próximos, tanto do lado materno como do paterno.

Pontos importantes do exame clínico:

1- Exame físico geral. A criança era ativa e tinha um aspeto normal, de acordo com a sua idade.

2- Inspeção do pavilhão auricular, do canal auditivo externo e da membrana timpânica. Todos estavam normais.

3- Teste de distração. Não houve resposta da criança na prova de distração, o que significa que não estava a ouvir os estímulos sonoros.

4- Outros exames ORL. Estava dentro dos limites normais.

5- Outros exames sistémicos para detetar qualquer outra anomalia no corpo. Neste caso, não foi detectada qualquer outra anomalia.

Investigações:

1- Audiometria de resposta evocada do tronco cerebral (BERA). Nenhuma onda reprodutível

JI

O padrão de forma foi obtido mesmo com estímulos sonoros máximos, demonstrando surdez profunda em ambos os ouvidos.

2- Tomografia computorizada de todo o ouvido e da zona da mastoide de ambos os lados. Não foram observados resultados positivos significativos na TAC.

Diagnóstico:

O doente apresentava um caso de surdez congénita, profunda e bilateral. A causa mais provável pode ser genética devido à consanguinidade e a casos semelhantes na família.

Tratamento:

Após todos os exames clínicos, foi planeado o implante coclear. A cirurgia foi efectuada com sucesso e a recuperação pós-operatória decorreu sem intercorrências. Após o implante coclear, foi iniciada a reabilitação auditiva e o paciente apresentou boa melhora.

Discussão:

Em todo o mundo, a surdez é um problema de saúde pública comum e calcula-se que 200 milhões de pessoas no planeta sofram deste problema. A maior parte delas pertence aos países em desenvolvimento. As causas da surdez congénita são classificadas em genéticas e não genéticas ou ambientais. A nível mundial, a surdez severa a profunda afecta 1 em cada 2.000 recém-nascidos e metade deles tem etiologia genética. A surdez hereditária é mais comum em populações onde os casamentos consanguíneos são frequentes, como no Paquistão.

A única opção de tratamento para a surdez bilateral severa a profunda é o implante coclear. O implante coclear é o dispositivo que desempenha a função da cóclea, ou seja, converte a energia sonora em impulsos eléctricos e estimula as fibras do nervo coclear. Atualmente, o implante coclear está indicado num doente com surdez neurossensorial profunda bilateral, sem discriminação mensurável da fala, e mesmo o aparelho auditivo mais potente não é eficaz. É mais útil em adultos e crianças com surdez pós-lingual, ou seja, quando a perda de audição ocorre após a aquisição da fala. Os adultos com surdez pré-lingual também podem beneficiar do implante coclear. As crianças com surdez congénita beneficiam minimamente do implante coclear.

TESTE-SE A SI PRÓPRIO

Lê o cenário clínico apresentado no início e responde às seguintes perguntas

1- Quais são os pontos importantes da história deste caso?
2- Quais são os pontos importantes do exame clínico neste caso?
3- Como é que vai investigar este caso?
4- Como é que vai gerir este caso?
5- O que é um implante coclear e como funciona?
6- Que tipo de paciente pode obter o máximo benefício do implante coclear?

NARIZ E SEIOS PARANASAIS

Caso 19

Um doente do sexo masculino, de 32 anos de idade, veio à consulta com queixas de obstrução nasal desde há 3 anos. Estava associada a gotejamento pós-nasal e corrimento nasal espesso de vez em quando. A obstrução nasal era quase contínua e mais à esquerda. A rinoscopia anterior com espéculo nasal mostrou um desvio do septo nasal do lado esquerdo (fig. 19.1).

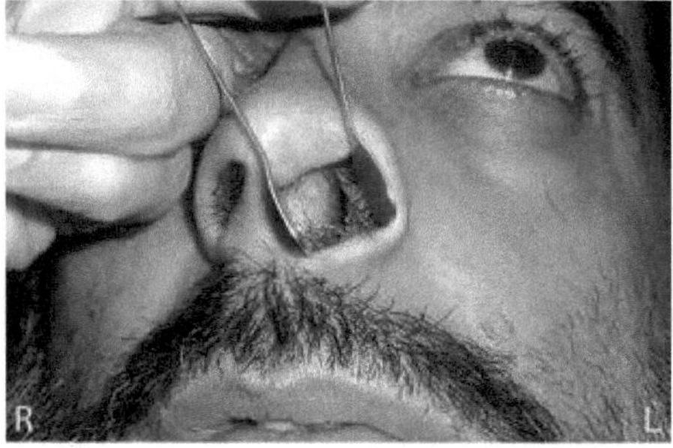

Fig. 19.1

Rinoscopia anterior com espéculo nasal mostrando desvio do septo nasal

Pontos importantes da história:

1- Efeito da postura na obstrução nasal. Ao deitar-se, a cavidade nasal dependente estava obstruída e o doente não conseguia deitar-se na posição lateral direita.

2- História de espirros excessivos e rinorreia aquosa. No caso em apreço, estes factores estavam ausentes.

3- Dor facial e cefaleias. No caso em apreço, estas não estavam presentes.

4- Outros sintomas de alergia, como comichão ou lacrimejamento dos olhos, erupções cutâneas, etc., estavam ausentes. Todos estavam ausentes.

5- Factores de agravamento e de alívio. A obstrução nasal e o gotejamento pós-nasal foram agravados pela exposição ao frio e aliviados pela toma de medicamentos do médico de clínica geral local.

6- História anterior de traumatismo no nariz. Havia um historial de queda das escadas e de traumatismo no nariz há muitos anos.

Pontos importantes do exame clínico:

1- Inspeção externa do nariz para detetar deformações. Foi observado um ligeiro desvio da ponta do nariz para o lado esquerdo.

2- Rinoscopia anterior. Mostrou um desvio do septo nasal com convexidade no lado esquerdo e um esporão acentuado no lado esquerdo (fig. 19.1).

3- Teste de permeabilidade nasal. Estava reduzida no lado direito e ausente no lado esquerdo.

4- Palpação dos seios nasais para verificar se há sensibilidade. Neste caso, não é sensível.

5- Rinoscopia posterior. Neste caso, nada de significativo foi encontrado neste exame.

6- Exame da garganta e dos ouvidos para detetar qualquer patologia relacionada com a sua doença nasal.

7- Endoscopia nasal rígida sob anestesia local no consultório. A endoscopia mostrou um desvio grosseiro do septo nasal do lado esquerdo com um esporão. Há também hipertrofia do corneto inferior do lado direito. Aquando do exame, não foi observada qualquer secreção muco-purulenta ou purulenta na cavidade nasal ou em qualquer meato.

Diagnóstico:

Tratava-se de um caso de desvio do septo nasal. A história também era sugestiva de rinossinusite recorrente, mas na altura da apresentação não havia sintomas ou sinais de infeção.

Investigações:

1- Sangue CP: Para a contagem total e diferencial de leucócitos, a CPT foi de 13.000/mm^3, os neutrófilos foram 70% e os eosinófilos 3%.

2- Radiografia PNS (Water's view ou occipito-mental view): Mostrou que todos os seios paranasais estavam limpos. O desvio do septo nasal à esquerda com um esporão era claramente visível (fig. 19.2)

3- Nível sérico de IgE: Estava dentro dos limites normais.

4- Tomografia computorizada do nariz e dos SPN nas vistas axial e coronal. Não foi efectuada neste caso devido ao seu custo.

5- Outras investigações de base para a aptidão física G/A, como radiografia do tórax (vista PA), glicemia, ECG, D/R de urina. Todos estavam dentro dos limites normais neste caso.

Tratamento:

Após todas as investigações, o doente foi planeado para cirurgia septal

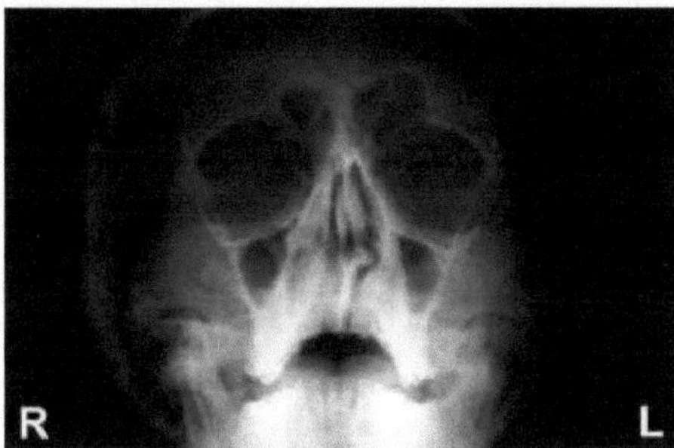

Fig. 19.2 Radiografia do SPN (vista de água) mostrando o DNS do lado esquerdo com um esporão

(septoplastia) sob anestesia geral.

Discussão:

O desvio do septo nasal sintomático requer cirurgia. Estão descritos dois procedimentos cirúrgicos para o desvio do septo nasal: a ressecção submucosa (RMS) e a septoplastia. Em tempos, a RMS foi a operação clássica para o DNS em adultos, mas atualmente a septoplastia é a escolha preferida. A septoplastia pode ser efectuada em crianças com desvio do septo nasal que produzam sintomas.

TESTE-SE A SI PRÓPRIO

Lê o cenário clínico apresentado no início e responde às seguintes perguntas

1- Como é que vai investigar este caso?

2- Quais são as opções cirúrgicas para tratar este doente?

3- Comparar as diferenças entre SMR e septoplastia.

4-   Enumerar as complicações da cirurgia do septo.

Caso 20

Um rapaz de 16 anos queixou-se de ter caído das escadas há cerca de cinco dias e de ter sofrido um traumatismo na face e no nariz, que resultou numa deformidade nasal. Nessa altura houve hemorragia nasal que parou espontaneamente após a aplicação de compressas de gelo. Atualmente, apresenta uma obstrução nasal acentuada, principalmente do lado direito.

Pontos importantes da história:

1-   Natureza exacta do traumatismo.

2-   Lesões noutras partes do corpo. Não se registaram lesões noutras partes do corpo.

3-   História de inconsciência na altura da queda. Este doente permaneceu consciente após a queda.

4-   Quantidade de perda de sangue. Apenas uma pequena quantidade de sangue foi perdida neste doente.

5-   Forma do nariz antes do traumatismo. Se estiver disponível uma fotografia anterior, a forma do nariz pode ser comparada antes e depois do traumatismo.

6-   Qualquer história prévia de obstrução nasal ou outro sintoma nasal antes do trauma. Não existia qualquer problema relacionado com o nariz antes do traumatismo.

Pontos importantes do exame clínico:

1-   Exame físico geral relativo ao nível de consciência, sinais vitais, anemia e traumatismos noutras partes do corpo.

2-   Exame da forma do nariz à frente, dos lados e por cima, de pé atrás do doente. Neste doente, havia deformidade do nariz externo, deslocamento lateral dos ossos nasais no lado direito e desvio da ponta do nariz no lado esquerdo (fig. 20.1).

3-   Rinoscopia anterior e exame do vestíbulo nasal. O septo nasal estava grosseiramente desviado no lado direito, quase tocando a parede lateral (fig. 20.2).

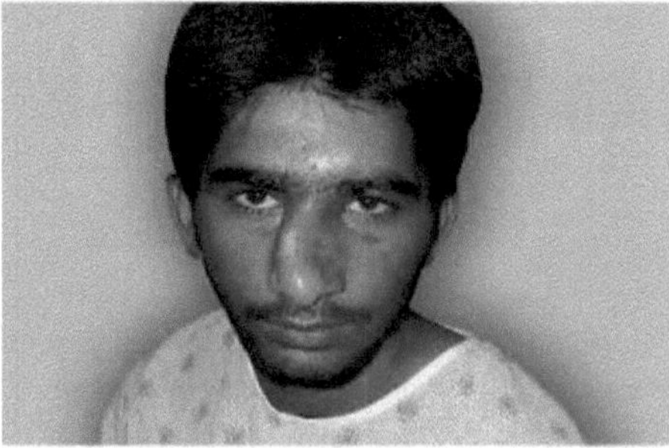

Fig. 20.1

Paciente com traumatismo nasal causando deformidade externa com desvio da ponte nasal para o lado direito

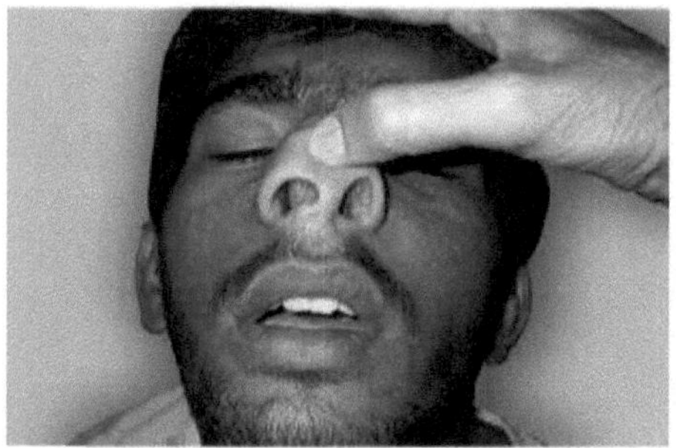

Fig. 20.2 O septo nasal está grosseiramente desviado para o lado direito

4- Teste de permeabilidade nasal: Estava quase ausente no lado direito.

5- Qualquer outro local de hemorragia ativa, coágulo ou lacerações da mucosa na cavidade nasal.

6- Outras lesões à volta do nariz, olhos e face. Existem algumas equimoses por baixo do olho esquerdo e na face (fig. 20.1).

Investigações:

1- Radiografia do osso nasal (vista lateral): Esta radiografia tem uma grande importância médico-legal, especialmente em casos de agressão. Neste caso, estavam presentes fracturas múltiplas nos ossos nasais de ambos os lados (fig. 20.3).

2- Radiografia PNS (vista de água): Esta vista é importante para avaliar o estado do septo nasal, especialmente o septo ósseo e os seios nasais.

3- Tomografia computorizada: É útil nos casos em que estão presentes múltiplas fracturas ósseas e lesões dos tecidos moles da cabeça e da face. Não foi efectuada neste caso.

4- Investigações de base para a anestesia geral, como PC sanguínea, tempo de protrombina, tempo de tromboplastina parcial activada e D/R na urina, etc.

Diagnóstico:

Tratou-se de um caso de fratura do osso nasal classe II com fratura e desvio do septo nasal.

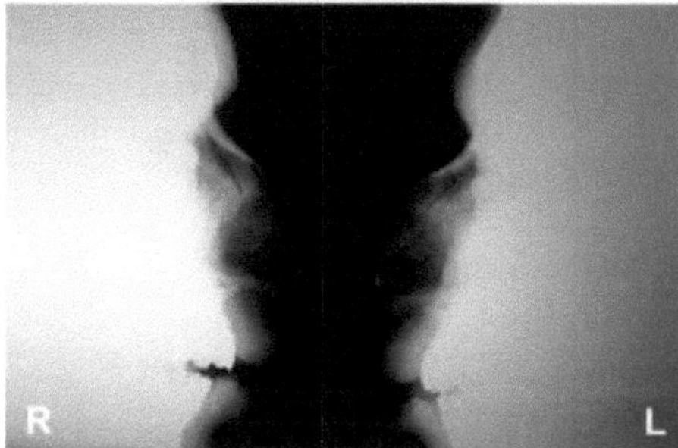

Fig. 20.3 Radiografia do osso nasal (vista lateral) mostrando fratura dos ossos nasais

Tratamento:

O doente foi programado para cirurgia de correção da fratura do osso nasal juntamente com correção do septo nasal (septo-rinoplastia) sob anestesia geral. A fratura deslocada do osso nasal de curta duração (como cinco dias neste caso) pode ser corrigida por manipulação com a pinça de Walsham. Quando o paciente chega tardiamente após a consolidação da fratura deslocada, são necessárias osteotomias para a correção da deformidade nasal. Neste caso, a correção do osso nasal deslocado foi feita com a pinça de Walsham e para o desvio do septo foi feita uma septoplastia (fig. 20.4).

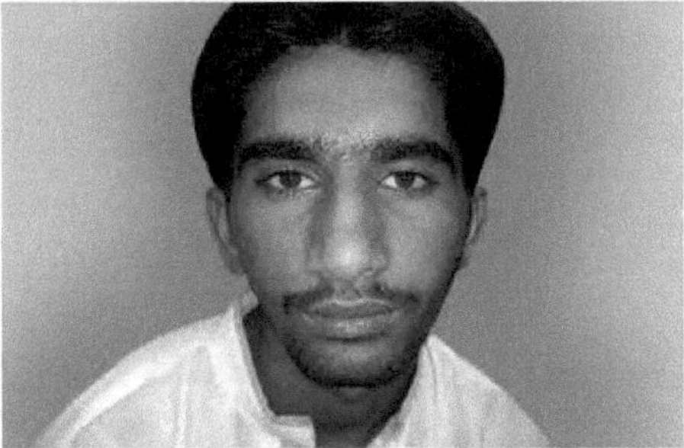

Fig. 20.4
Fotografia pós-operatória do
paciente após três semanas

Discussão:

A fratura do osso nasal é muito comum e está frequentemente associada a fracturas de outros ossos da face e da base do crânio. Classifica-se nos três tipos seguintes:

1- Fratura de classe I: Neste tipo, a parte fina distal do osso nasal é fracturada, podendo estar deprimida ou deslocada. Este tipo de fratura ocorre devido a um traumatismo frontal e está associado a uma fratura vertical do septo nasal.

2- Fratura de classe II: Neste tipo, juntamente com a fratura do osso nasal, ocorre também a fratura do processo frontal do maxilar. Este tipo de fratura é causado por um traumatismo de velocidade média do lado lateral. Está associada a uma fratura horizontal ou em forma de "C" do septo nasal juntamente com a placa perpendicular do etmoide.

3- Fratura de classe III: Neste tipo há também envolvimento e fratura do labirinto etmoidal. Há uma depressão acentuada dos ossos nasais que são empurrados para baixo dos ossos frontais e há um aparente alargamento do espaço entre os dois olhos (telecanto).

TESTE-SE A SI PRÓPRIO

Lê o cenário clínico apresentado no início e responde às seguintes perguntas

1- Quais são os pontos importantes da anamnese e do exame clínico neste caso?

2- Como é que vai investigar este doente?

3- Como é que vai tratar este doente?

4- Quais são os diferentes tipos de fratura do osso nasal?

Caso 21

Cenário clínico

Um doente do sexo masculino, de 36 anos de idade, apresentou-se com queixas de obstrução nasal, principalmente do lado esquerdo, desde há um ano. Estava frequentemente associada a dor facial do lado esquerdo, cefaleias frontais e corrimento nasal espesso. Devido a estas queixas, o doente visitou repetidamente o seu médico de família, que lhe administrou medicamentos e os sintomas foram aliviados, até certo ponto, durante um curto período de tempo. A rinoscopia anterior mostrou uma massa lisa, macia e pálida na cavidade nasal esquerda (fig. 21.1).

Pontos importantes da história:

1- História detalhada sobre a obstrução nasal, incluindo início, duração, progressão, unilateral ou bilateral, contínua ou intermitente, factores de agravamento e alívio, etc. Neste caso, o início foi insidioso. A obstrução nasal era quase contínua, sobretudo do lado esquerdo e progressiva, sem factores específicos de alívio ou agravamento.

2- Qualquer historial de corrimento com sangue ou epistaxe. Neste caso, não havia qualquer antecedente.

3- Qualquer historial de alergia nasal ou asma, como espirros excessivos, rinorreia aquosa, dispneia, etc. Neste caso, não existem antecedentes.

4- Lacrimejamento dos olhos. Neste caso, o olho esquerdo regava ocasionalmente.

5- Qualquer história de cirurgia nasal anterior. Neste caso, não havia história de cirurgia anterior.

Pontos importantes do exame clínico:

1- Rinoscopia anterior. Revelou uma massa na cavidade nasal esquerda, preenchendo-a completamente (fig. 21.1). Havia um ligeiro desvio do septo nasal do lado direito.

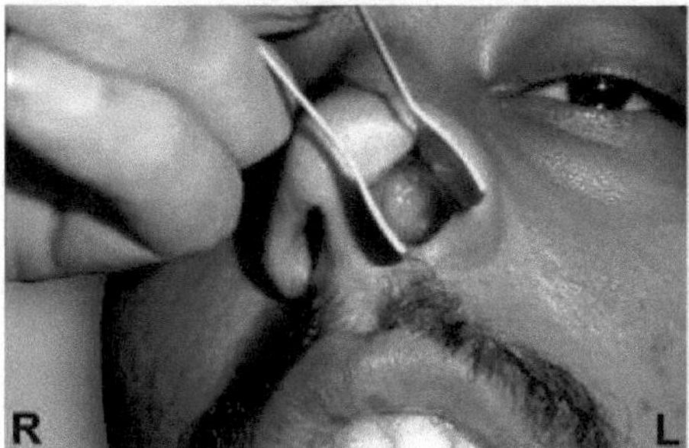

Fig. 21.1 Doente com massa na cavidade nasal esquerda

2- Teste de sonda: Mostrou que a massa era macia, móvel, polipoidal, insensível ao toque e não sangrava ao toque.

3- Teste de permeabilidade nasal: Estava quase ausente no lado esquerdo.

4- Rinoscopia posterior. Foi difícil realizar a rinoscopia posterior neste paciente, mas a massa não era visível.

Investigações:

1- Radiografia PNS (vista de água). Mostrava nebulosidade ou opacificação no seio maxilar esquerdo com tecido mole na cavidade nasal esquerda (fig. 21.2).

2- Tomografia computorizada do nariz e dos SPN nas vistas axial e coronal. Mostrou uma massa de tecido mole proveniente do seio maxilar esquerdo e envolvendo a cavidade nasal esquerda e a nasofaringe (fig. 21.3 e 21.4). Os outros seios paranasais estavam limpos.

3- Investigações de base para anestesia geral, como PC sanguínea, tempo de protrombina, tempo de tromboplastina parcial activada e D/R na urina, etc. Todos estavam dentro dos limites normais.

Diagnóstico:

Tratava-se de um caso de pólipo antrocoanal que envolvia o seio maxilar esquerdo, a cavidade nasal e a nasofaringe.

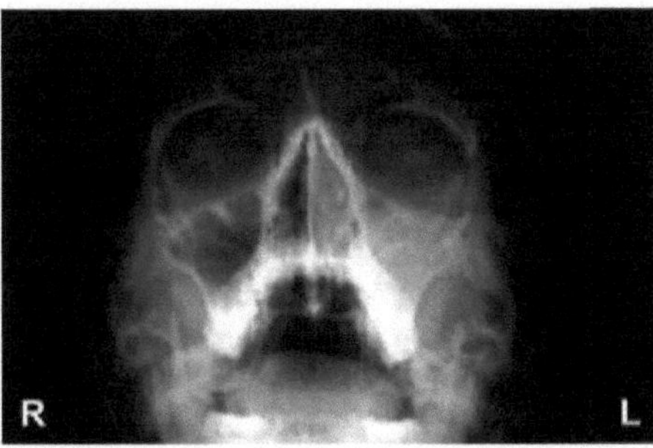

Fig. 21.2 Radiografia PNS (vista de água) mostrando nebulosidade no seio maxilar esquerdo e na cavidade nasal

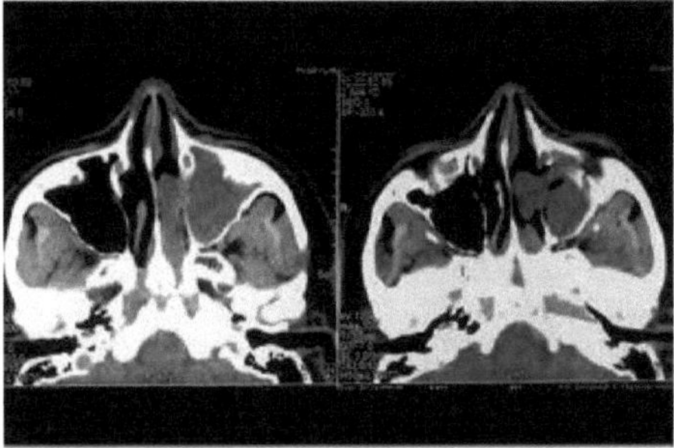

Fig. 21.3 TAC (vista axial) mostrando um pólipo no seio maxilar esquerdo, cavidade nasal e nasofaringe

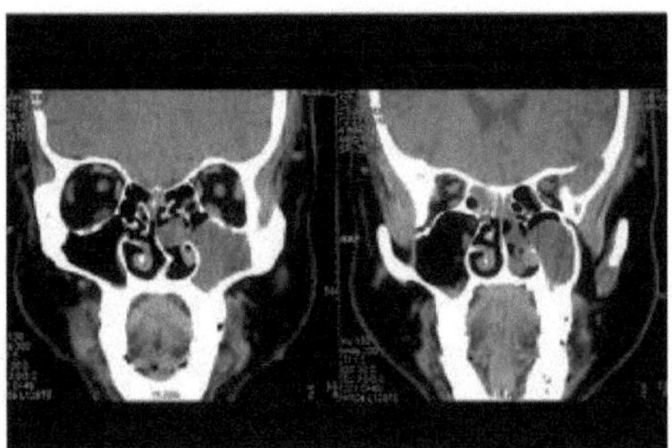

Fig. 21.4 Tomografia computadorizada (vista coronal) mostrando pólipo no seio maxilar esquerdo e na cavidade nasal

Diagnóstico diferencial:

1- Papiloma invertido: É mais comum em doentes idosos e tem um aspeto mais sólido ou firme do que um pólipo.

2- Corneto inferior hipertrofiado. O aumento grosseiro do corneto inferior pode ter um aspeto semelhante a um pólipo. O teste de sonda pode diferenciar um pólipo de um corneto inferior aumentado.

Tratamento:

O doente foi programado para cirurgia e foram-lhe oferecidas as opções de polipectomia intranasal convencional ou cirurgia endoscópica funcional dos seios paranasais. O paciente preferiu a opção da polipectomia intranasal convencional devido ao custo. Sob anestesia geral, foi efectuada a remoção completa do pólipo. A parte antral também foi removida por via intranasal (fig. 21.5). No pós-operatório, a cavidade nasal foi tamponada durante 48 horas com gaze embebida em BIPP. O pólipo removido foi enviado para histopatologia, que confirmou o diagnóstico.

Discussão:

O pólipo antrocoanal surge do antro maxilar e prolapsa através do óstio do seio no meato médio. Inicialmente está suspenso na cavidade nasal e cresce em direção à coana, pelo que tem três partes,

antral,

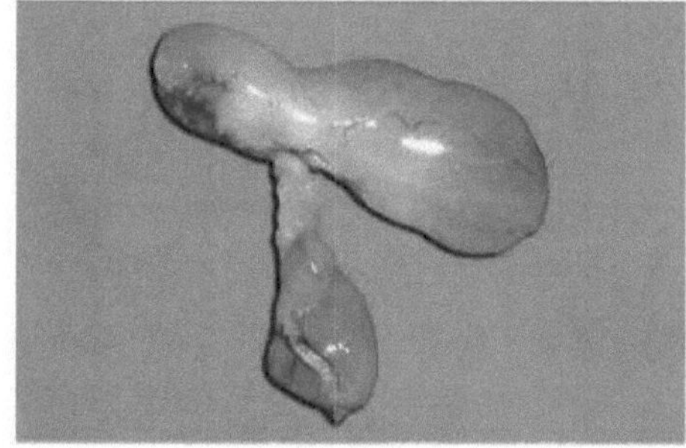

Fig. 21.5 Pólipo antrocoanal após remoção

coanal e *nasal.*

A parte antral está presente no antro maxilar e está ligada às outras duas partes através de um pedúnculo fino. A parte coanal do pólipo pode ser vista na orofaringe, onde empurra o palato mole para baixo e para a frente. A etiologia do pólipo antrocoanal é exatamente desconhecida, mas supõe-se que se deva a uma infeção sinusal. Os pólipos antrocoanais são muito menos comuns do que os pólipos etmoidais. São mais comuns no sexo masculino e podem ocorrer em qualquer idade, mas sobretudo antes dos 40 anos. A maioria é unilateral, mas raramente pode ser bilateral. Histologicamente, o pólipo é coberto por epitélio respiratório normal. A submucosa é grosseiramente edematosa e tem um aspeto semelhante ao do pólipo etmoidal, exceto no que se refere à ausência de eosinofilia.

TESTE-SE A SI PRÓPRIO

Lê o cenário clínico apresentado no início e responde às seguintes perguntas

1- Qual é o diagnóstico mais provável neste caso?
2- Quais são os diagnósticos diferenciais neste caso?
3- Quais são os pontos importantes da anamnese e do exame clínico neste caso?
4- Como é que vai investigar este doente?
5- Como é que vai gerir estes doentes?
6- O que é um pólipo nasal e quais são os seus tipos?

Caso 22

Uma doente do sexo feminino, de 42 anos de idade, deu entrada na consulta de Medicina Geral e Familiar com queixas de tumefação nasal com dor e obstrução nasal bilateral desde há um dia (fig. 22.1). Tinha também antecedentes de traumatismo da face e do nariz pela cabeça de uma criança. O exame local do nariz mostrava um abaulamento bilateral no septo nasal, que era mole, flutuante e sensível (fig. 22.2).

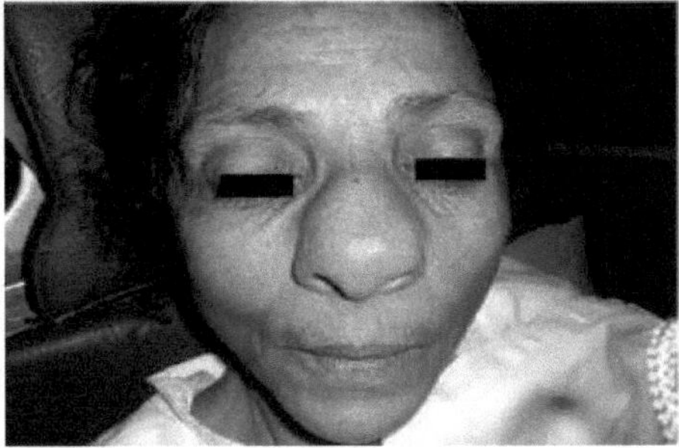

Fig. 22.1 Doente com inchaço sobre o nariz

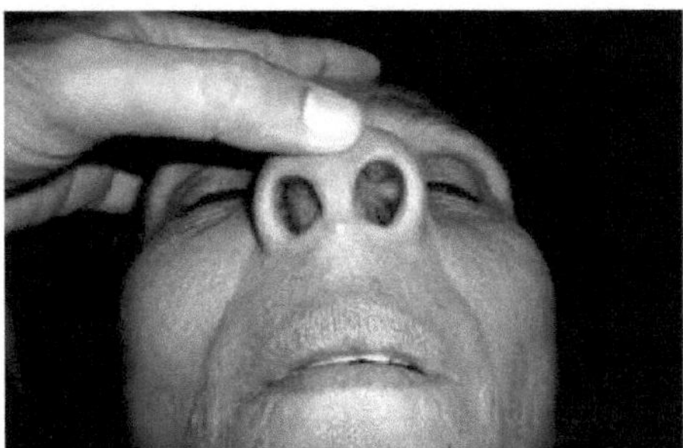

Fig. 22.2 Abaulamento bilateral no septo nasal

Pontos importantes da história:

1- História pormenorizada sobre a natureza e a gravidade do traumatismo.

2- História pormenorizada da dor. Neste caso, a dor era ligeira a moderada e mais intensa ao tocar no nariz. Era contínua e localizada, sem outros factores específicos de agravamento ou alívio.

3- Qualquer história de distúrbios hemorrágicos ou de coagulação. Neste doente não existiam tais antecedentes.

4- História de febre. Não havia historial de febre.

5- História de qualquer problema nasal antes do traumatismo. Neste caso, não existia qualquer história prévia.

Pontos importantes do exame clínico:

1- Exame físico geral com sinais vitais, especialmente a temperatura. Não havia febre.

2- Exame e palpação da parte externa do nariz. O inchaço era sensível. A palpação dos ossos nasais era normal.

3- Exame da cavidade nasal através da elevação da ponta do nariz. Mostrava uma tumefação ou protuberância bilateral, avermelhada, no septo nasal.

4- Palpação da tumefação com sonda (teste da sonda). A tumefação era mole e flutuante.

5- Rinoscopia anterior. Não foi possível realizar a rinoscopia anterior devido ao inchaço e à sensibilidade.

6- Exame dos olhos. Não se registou qualquer resultado positivo significativo.

7- Exame da garganta, especialmente para detetar hemorragias pós-nasais. A garganta estava limpa.

8- Palpação dos gânglios linfáticos de drenagem. Não foram encontrados nódulos linfáticos palpáveis.

Diagnóstico:

O diagnóstico mais provável neste caso foi o hematoma septal.

Diagnóstico diferencial:

1- Abcesso septal: Por vezes, a distinção clínica entre o hematoma septal e o abcesso não é evidente. O abcesso septal é mais doloroso e sensível, estando normalmente presente febre. A cor do abcesso bem formado pode ser pálida em comparação com o hematoma, que é geralmente vermelho ou azulado. Os gânglios linfáticos de drenagem sensíveis e palpáveis sugerem um abcesso septal.

2- Fratura do osso nasal associada: Devido a um traumatismo nasal, pode estar presente uma fratura do osso nasal juntamente com um hematoma septal.

3- Furúnculo nasal com celulite circundante.

Investigações:

1- Sangue: quadro completo. Estava dentro dos limites normais.

2- Investigações para distúrbios hemorrágicos ou de coagulação, como tempo de hemorragia, tempo de coagulação, tempo de protrombina e tempo de tromboplastina parcial activada. Todos estavam dentro dos limites normais.

3- Radiografia simples do osso nasal (vista lateral) para excluir uma fratura do osso nasal.

Tratamento:

O doente foi admitido no hospital e planeado para incisão e drenagem sob anestesia local. Foi aplicado um pacote de xilocaína a 4% na cavidade nasal durante 15 a 20 minutos. Após todas as medidas assépticas, foi efectuada uma incisão num dos lados da tumefação, tendo saído sangue coagulado, tendo sido evacuados todo o sangue e os tecidos necróticos. Foi colocado um dreno corrugado e ambas as fossas nasais foram tapadas com gaze de fita embebida em polifax. Foi administrado antibiótico profilático no pós-operatório e o penso foi removido após 48 horas.

Discussão:

O hematoma septal é uma acumulação de sangue sob o muco-pericôndrio ou o muco-periósteo do septo nasal. Na maioria dos casos, resulta de um traumatismo do septo nasal, mas por vezes pode ocorrer espontaneamente. O traumatismo do septo nasal pode ser acidental, por exemplo, acidente de viação, pancada ou queda sobre o nariz, ou cirúrgico, por exemplo, após uma operação de SMR ou septoplastia. A formação espontânea de hematoma pode ocorrer em doenças hemorrágicas como a hemofilia, a púrpura, a leucemia, etc.

A organização do hematoma septal pode ocorrer se este não for drenado, levando a um espessamento permanente do septo nasal. A infeção geralmente acompanha o hematoma septal, levando à formação de abscesso septal. Um hematoma e um abcesso septal de maiores dimensões provocam a necrose da cartilagem septal, uma vez que a nutrição da cartilagem é afetada devido à separação do muco-pericôndrio. A necrose da cartilagem septal pode resultar em depressão da supra-ponta ou deformidade do nariz em sela.

TESTE-SE A SI PRÓPRIO

Lê o cenário clínico apresentado no início e responde às seguintes perguntas

1- Qual é o diagnóstico provável neste caso?
2- Quais são os diagnósticos diferenciais neste caso?
3- Como é que vai gerir este caso?
4- O que é o hematoma septal?
5- Quais são as causas do hematoma do septo?
6- Quais são as complicações do hematoma do septo se não for tratado adequadamente?

Caso 23

Uma doente do sexo feminino, de 28 anos de idade, apresentou-se com queixas de obstrução nasal bilateral, espirros excessivos e rinorreia aquosa nos últimos 8 a 10 anos. Atualmente, a obstrução nasal aumentou acentuadamente, tornando-se quase contínua e não consegue respirar pelo nariz. Ao exame clínico do nariz, estavam presentes nas cavidades nasais pálidos, múltiplos e bilaterais pólipos (fig. 23.1).

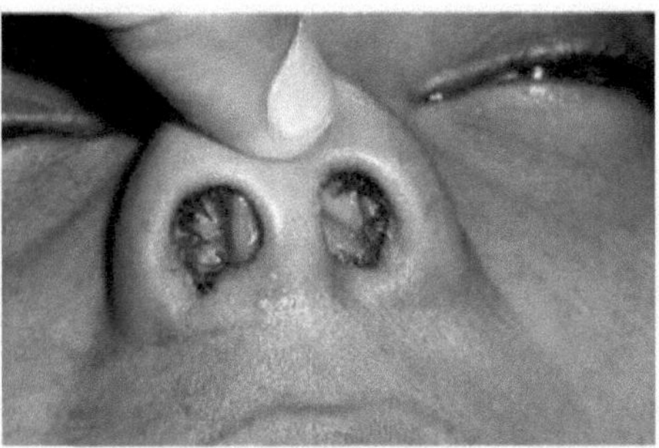

Fig. 23.1
Doente com múltiplos pólipos em ambas as
fossas nasais

Pontos importantes da história:

1- História detalhada sobre a obstrução nasal, incluindo início, duração, progressão, unilateral ou bilateral, contínua ou intermitente, factores de agravamento e alívio, etc. Neste caso, o início foi insidioso. A obstrução nasal era quase contínua, bilateral e progressiva, sem factores específicos de alívio ou agravamento.

2- Qualquer história de alergia nasal ou asma, como espirros excessivos, rinorreia aquosa, dispneia, etc. Todos estavam presentes. O doente era alérgico a várias coisas, mas a alergia ao pó da casa era grave.

3- Rega dos olhos. Neste caso, a lacrimação ocorre em ambos os olhos.

4- Qualquer história de cirurgia nasal anterior. Neste caso, não havia história de cirurgia anterior.

5- Sobre a visão e outros problemas oculares. Não havia qualquer outra queixa relacionada com os olhos, exceto lacrimejar e a visão era normal.

6- Qualquer historial de corrimento com sangue ou epistaxe. Neste caso, não havia qualquer antecedente.

Pontos importantes do exame clínico:

1- Exame externo do nariz, da face e dos olhos. O exame destas estruturas não revelou qualquer resultado positivo.

1- Rinoscopia anterior. Revelou múltiplos pólipos pálidos, lisos e brilhantes, semelhantes a uvas, preenchendo completamente ambas as cavidades nasais (fig. 23.1).

2- Teste de sonda: Mostrou que os pólipos eram macios, móveis, insensíveis ao toque e não sangravam ao toque.

3- Teste de permeabilidade nasal: Estava quase ausente em ambos os lados.

4- Rinoscopia posterior. A nasofaringe estava limpa na rinoscopia posterior.

5- Exame dos olhos para verificar a visão, a proptose e a distância intercantal. Todos estavam dentro dos limites normais.

Investigações:

1- Tomografia computorizada do nariz e dos SPN nas vistas axial e coronal. Mostrou a presença de pólipos em ambas as cavidades nasais com envolvimento de ambos os seios maxilares, de todas as células aéreas etmoidais e do seio esfenoidal (fig. 23.2 e 23.3).

2- Investigações para alergia incluindo contagem de eosinófilos periféricos e nível sérico total de IgE, ambos estavam aumentados.

3- Investigações de base para anestesia geral, como PC sanguínea, tempo de protrombina, tempo de tromboplastina parcial activada e D/R na urina, etc. Todos estavam dentro dos limites normais.

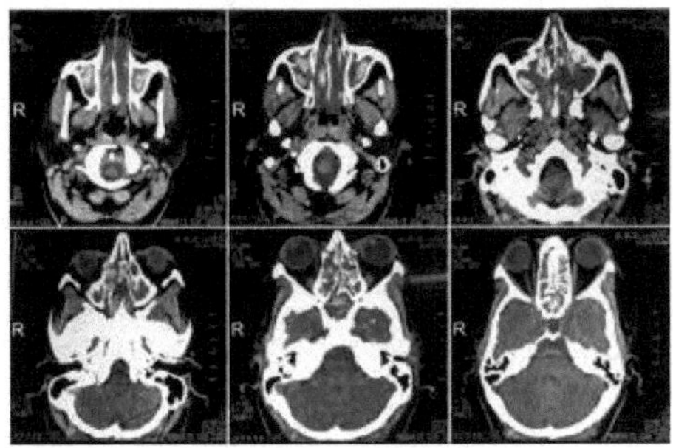

Fig. 23.2

TAC nariz e seios paranasais

(vista axial)

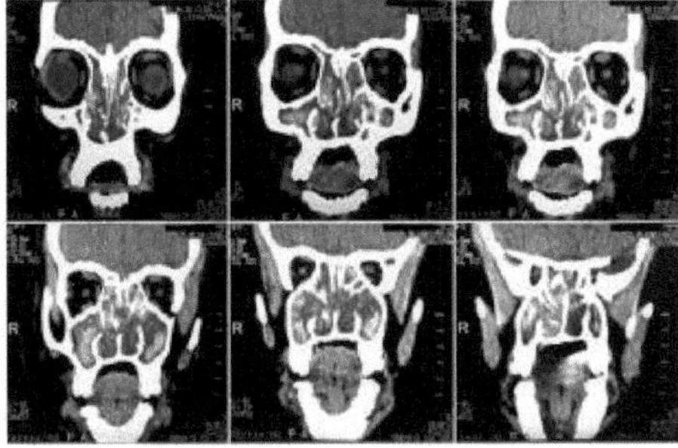

Fig. 23.3

TAC nariz e seios paranasais

(vista coronal)

Diagnóstico:

Tratava-se de um caso de pólipo nasal etmoidal bilateral.

Diagnóstico diferencial:

1- Sinusite fúngica alérgica. Nesta situação, é caraterística a presença de mucina alérgica e de sombras de dupla densidade na TAC.

Tratamento:

O doente foi planeado para cirurgia endoscópica funcional dos seios nasais sob anestesia geral. A remoção dos pólipos foi efectuada de todos os seios nasais e da cavidade nasal utilizando um microdebridador. As peças de pólipo removidas foram enviadas em dois frascos separados (um em formalina e outro em solução salina normal) para histopatologia e esfregaço e cultura de fungos. A histopatologia confirmou o diagnóstico de pólipo nasal, enquanto o esfregaço fúngico e a cultura não revelaram a presença/crescimento de fungos.

Discussão:

O pólipo nasal é uma tumefação pedunculada que surge do seio nasal e da mucosa nasal. São descritas duas variedades distintas:

1- Polipo etmoidal

2- Pólipo antrocoanal

Os pólipos etmoidais são mais comuns e ocorrem em mais de 70% dos casos. Embora seja uma doença dos seios etmoidais, as alterações da mucosa estendem-se mais para o nariz e outros seios paranasais. Os seios maxilares são mais afectados do que os seios frontais e esfenoidais. O pólipo pode surgir do processo uncinado, da bolha etmoidal, do óstio dos seios nasais e da superfície medial do corneto médio.

Os pólipos etmoidais são, na sua maioria, múltiplos, bilaterais, pálidos e de cor esbranquiçada. Ao exame a olho nu, são estruturas macias, lisas e semelhantes a uvas, que se movem à sondagem e são insensíveis ao tato. Ao exame microscópico, estão cobertos por epitélio colunar ciliado e a submucosa apresenta grandes espaços intercelulares preenchidos por líquido seroso. Há uma infiltração acentuada de eosinófilos e de células redondas. O epitélio de cobertura pode sofrer alterações metaplásicas para o tipo transicional e escamoso, quando exposto à atmosfera.

TESTE-SE A SI PRÓPRIO

Lê o cenário clínico apresentado no início e responde às seguintes perguntas

1- Qual é o diagnóstico mais provável neste caso?

2- Como é que vai investigar este doente?

3- Como é que vai tratar este doente?

4- O que é um pólipo nasal e quais são os seus tipos?

5- Quais são as características do pólipo etmoidal?

Caso 24

Cenário clínico

Um doente do sexo masculino, de 31 anos de idade, foi submetido a uma cirurgia septal há 8 meses. Após a cirurgia, perdeu o seguimento por ter ido para a sua aldeia, longe dali. Voltou a apresentar-se com queixa de obstrução nasal do lado esquerdo há alguns meses. A obstrução nasal era muito acentuada e constante apenas no lado esquerdo. Ao exame clínico, os achados da rinoscopia anterior são mostrados na fig. 24.1.

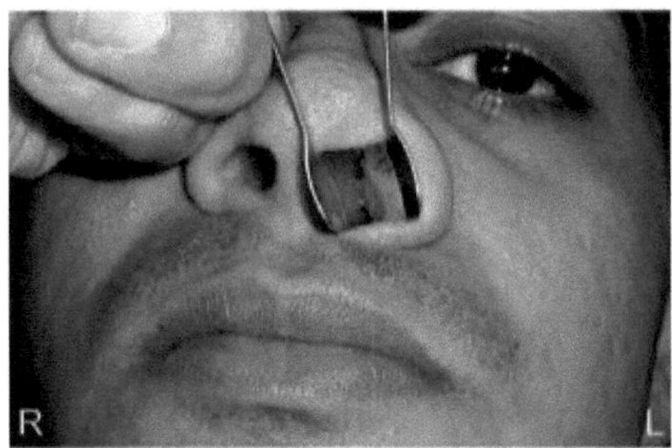

Fig. 24.1
Rinoscopia anterior mostrando
aderência nasal
entre o septo e o
corneto inferior

Pontos importantes da história:

1- História detalhada sobre a obstrução nasal, incluindo início, duração, progressão, unilateral ou bilateral, contínua ou intermitente, factores de agravamento e alívio, etc. Neste caso, o início foi insidioso. A obstrução nasal era quase contínua, principalmente do lado esquerdo e progressiva, sem factores específicos de alívio ou agravamento.

2- Qualquer história de corrimento nasal ou gotejamento pós-nasal. Neste caso, não havia qualquer antecedente.

3- Qualquer queixa relacionada com a garganta ou os ouvidos. Neste caso, não houve qualquer queixa.

Pontos importantes do exame clínico:

1- Exame externo do nariz para verificar a sua forma e qualquer patologia, como a deformidade do nariz em sela, a retração columelar ou outra deformidade externa.

2- Rinoscopia anterior. Revelou formação de aderência entre o septo nasal e a extremidade anterior do corneto inferior no lado esquerdo (fig. 24.1).

3- Teste de permeabilidade nasal. Estava quase ausente no lado esquerdo e normal no lado direito.

4- Rinoscopia posterior. Estava dentro dos limites normais.

5- Exame da garganta para detetar qualquer patologia, como gotejamento pós-nasal e sinais de inflamação.

Diagnóstico:

Trata-se de um caso de formação de aderência nasal entre o septo nasal e a extremidade anterior do corneto inferior após cirurgia septal.

Investigações:

Investigações de base para a anestesia geral, como o quadro completo do sangue, tempo de protrombina, tempo de tromboplastina parcial activada e D/R na urina, etc. Todos estavam dentro dos limites normais.

Tratamento:

Foi planeada a excisão da aderência nasal. O doente não quis que o procedimento fosse efectuado sob anestesia local, pelo que a cirurgia foi planeada sob anestesia geral. Os tecidos fibrosos foram completamente cortados com diatermia. Foi aplicada uma tala para evitar a formação de mais aderências e a cavidade nasal foi tapada durante 24 horas. A tala foi

62

retirada ao fim de 14 dias. O doente ficou sem sintomas e foi seguido durante algum tempo.
Discussão:

As causas da obstrução nasal após a cirurgia septal podem ser devidas à persistência do desvio septal ou a complicações como aderências nasais, perfuração septal, etc. As aderências nasais são bandas fibrosas que se formam entre o septo nasal e a parede lateral do nariz, especialmente o corneto inferior. As possibilidades de formação de aderências aumentam quando a cirurgia na parede lateral também é realizada com septoplastia ou RMS, como turbinectomia, diatermia submucosa ou cauterização eléctrica do corneto inferior. A adesão nasal é tratada através da excisão da banda fibrosa e da manutenção de uma tala entre o septo nasal e o corneto inferior durante algum tempo, de modo a que a cicatrização da mucosa sobrejacente esteja completa.

TESTE-SE A SI PRÓPRIO

Lê o cenário clínico apresentado no início e responde às seguintes perguntas

1- Qual é o seu diagnóstico neste caso?
2- Como é que vai gerir estes doentes?
3- Como se formam as aderências nasais após a cirurgia do septo?
4- Como se pode prevenir a formação de aderências após a cirurgia do septo

Caso 25

Uma doente do sexo feminino, de 28 anos de idade, veio à consulta com queixas de espirros excessivos, rinorreia aquosa e obstrução nasal intermitente durante os últimos 10 a 12 anos. Ao exame clínico, os achados da rinoscopia anterior são mostrados na fig. 25.1.

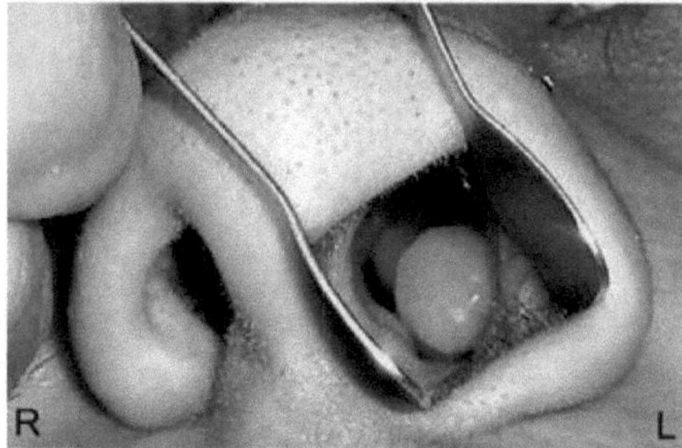

Fig. 25.1
Rinoscopia anterior mostrando
cornetos inferiores pálidos e
aumentados

Pontos importantes da história:

1- Início dos sintomas. O início dos sintomas foi insidioso e ela não sabia quando é que estava completamente bem.

2- Frequência e gravidade dos sintomas. Segundo a doente, a frequência e a gravidade de todos os sintomas eram inicialmente ligeiras, mas foram aumentando gradualmente com o tempo. Depois, os espirros e a rinorreia ocorriam quase diariamente ao longo do ano. Não havia variação sazonal.

3- Factores agravantes e atenuantes. Os espirros e a rinorreia começavam sempre que se expunha ao pó, ao fumo e, por vezes, a perfumes. Os sintomas melhoravam normalmente sempre que tomava medicamentos anti-alérgicos por conta própria, mas o alívio era apenas temporário e recomeçava após a interrupção do medicamento.

4- História pormenorizada da obstrução nasal. Inicialmente era ligeira, intermitente e geralmente de um lado de cada vez, mas depois aumentou para se tornar quase contínua e um nariz estava sempre bloqueado alternadamente.

5- Qualquer sintoma relacionado com os olhos. Ela também tinha irritação e lacrimejamento de ambos os olhos, de vez em quando.

6- Qualquer historial de alergia cutânea ou outra. Não existem antecedentes.

7- Qualquer historial de asma ou sensibilidade à aspirina. Não existem antecedentes.

Pontos importantes do exame clínico:

1- Rinoscopia anterior. Os achados são mostrados na fig. 25.1. A mucosa nasal estava edemaciada e pálida com hipertrofia dos cornetos inferiores em ambos os lados. Na cavidade nasal também estavam presentes secreções aquosas finas.

2- Teste de permeabilidade nasal. A permeabilidade nasal estava acentuadamente reduzida em ambos os lados.

3- Rinoscopia posterior. Estava dentro dos limites normais.

4- Teste de sonda para distinguir entre um corneto inferior alargado e um pólipo.

5- Exame da garganta para detetar qualquer patologia. Estava dentro dos limites normais.

Investigações:

1- O quadro hematológico completo revelou uma contagem elevada de eosinófilos de 12% no sangue periférico.

2- Nível sérico total de IgE. Estava acentuadamente aumentado.

3- Radiografia dos SPN (vista de água). Mostrou espessamento da mucosa nos seios maxilares e cornetos inferiores aumentados em ambos os lados (fig. 25.2).

4- Testes cutâneos com diferentes alergénios. Verificou-se que o doente era alérgico a múltiplos alergénios.

5- Outras investigações de base para anestesia geral. Todos estavam dentro dos limites normais.

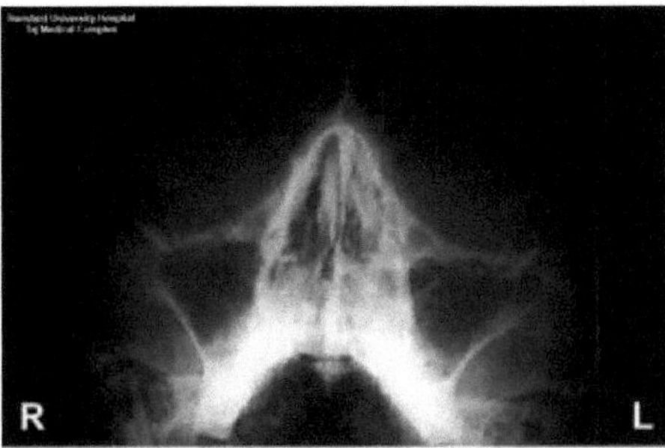

Fig. 25.2

Radiografia simples PNS (vista de água) mostrando tecidos moles de cornetos inferiores aumentados e espessamento da mucosa nos seios maxilares

Diagnóstico:

Tratava-se de um caso de rinite alérgica com cornetos inferiores aumentados.

Tratamento:

O doente foi planeado para reduzir o tamanho do corneto inferior utilizando um microdebridador sob anestesia geral. Foi injectada xilocaína com adrenalina no corneto inferior. Foi formada uma pequena bolsa submucosa empurrando o microdebridador na extremidade anterior do corneto inferior. Os tecidos submucosos foram removidos com o microdebridador, mantendo a mucosa sobrejacente intacta. No pós-operatório, a cavidade nasal foi tamponada durante 24 horas. Obteve-se boa permeabilidade nasal após a cirurgia. A doente foi aconselhada a manter a alergia nasal sob controlo através da toma de medicamentos e de um acompanhamento regular. No pós-operatório foram prescritos os seguintes medicamentos:

1- Fexofenadina oral 120 mg uma vez por dia.

2- Montelucaste oral 10 mg uma vez por dia.

3- Spray tópico de beclometasona duas vezes por dia.

4- Antibiótico oral profilático durante 7 dias.

Discussão:

A alergia é uma reação anormal dos tecidos a determinadas substâncias. É mediada pela imunoglobulina E (IgE) e é classificada como uma reação de hipersensibilidade de tipo I.

São bem conhecidas duas formas clínicas de rinite alérgica: a "sazonal" e a "não sazonal ou perene". Na forma sazonal, os sintomas aparecem apenas durante uma estação específica em zonas específicas do mundo, por exemplo, na estação dos pólenes. Na forma não sazonal ou perene, os sintomas não são normalmente muito acentuados como na variedade sazonal, mas mantêm-se durante todo o ano.

Normalmente, na rinite alérgica, a mucosa nasal apresenta-se pálida, inchada e, por vezes, com uma cor azulada. A cavidade nasal pode estar cheia de secreções aquosas e finas e os cornetos inferiores estão inchados e hipertrofiados. Por vezes, podem estar presentes pólipos nasais.

O tamanho do corneto inferior hipertrofiado pode ser reduzido cirurgicamente através da utilização de:

1- Diatermia submucosa

2- Cauterização eléctrica

3- Laser CO_2

4- Ressecção submucosa por microdebridador

5- Coblação

TESTE-SE A SI PRÓPRIO

Lê o cenário clínico apresentado no início e responde às seguintes perguntas

1- Qual é o seu diagnóstico neste caso?

2- Como é que vai tratar este doente?

3- Qual é a fisiopatologia da alergia nasal?

4- Quais são as diferentes opções cirúrgicas disponíveis para reduzir o tamanho do corneto inferior?

Caso 26

Um pai trouxe o seu filho de 4 anos de idade com a queixa de que tinha introduzido algo no seu nariz durante uma brincadeira há cerca de 4 horas. Após a inserção, queixava-se de dor no nariz e de uma secreção com manchas de sangue na narina direita. A criança estava muito ansiosa e não colaborava, pelo que não foi possível efetuar corretamente a rinoscopia anterior e o corpo estranho não era visível ao exame clínico.

Pontos importantes da história:

1- Informe-se sobre a natureza do corpo estranho, se é vegetativo ou não vegetativo, metálico ou não metálico, liso ou pontiagudo, arredondado ou irregular, etc. Neste caso, a natureza do corpo estranho não era conhecida.

2- Duração da inserção do corpo estranho. Foi inserido há cerca de 4 horas.

3- Qualquer tentativa de remoção por um membro da família ou pelo médico de família. Uma tentativa de remoção não qualificada pode causar um empurrão adicional do corpo estranho mais profundo e trauma nas estruturas circundantes. Neste caso, não houve qualquer tentativa de remoção.

4- Qualquer hemorragia nasal. Apenas havia corrimento com manchas de sangue. 5- Dor no nariz. O doente queixava-se de dores no nariz.

Pontos importantes do exame clínico:

1- Exame físico geral. A criança estava muito ansiosa e chorosa. Os seus sinais vitais estavam dentro dos limites normais.

2- O exame externo do nariz mostrava uma ligeira secreção com manchas de sangue a sair da narina direita.

3- Rinoscopia anterior. Não foi possível realizar a rinoscopia anterior e avaliar o corpo estranho, sua natureza e local de impactação.

Investigações:

1- Radiografia simples da cavidade nasal (vista lateral). Mostrava um corpo estranho arredondado e radiopaco na cavidade nasal (fig. 26.1).

Diagnóstico:

Tratava-se de um caso de corpo estranho na cavidade nasal direita.

Tratamento:

O doente foi internado para remoção de um corpo estranho sob anestesia geral, uma vez que estava a chorar e muito ansioso, não permitindo mesmo um exame adequado. Sob anestesia geral, o corpo estranho foi removido passando uma sonda para além do corpo estranho e puxando-o para fora (fig. 26.2). O corpo estranho era uma bateria de lítio (fig. 26.3).

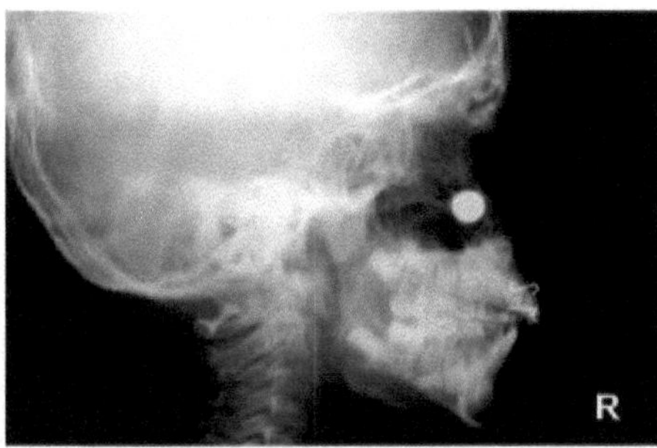

Fig. 26.1 Radiografia da cavidade nasal (vista lateral) mostrando um corpo estranho radiopaco arredondado

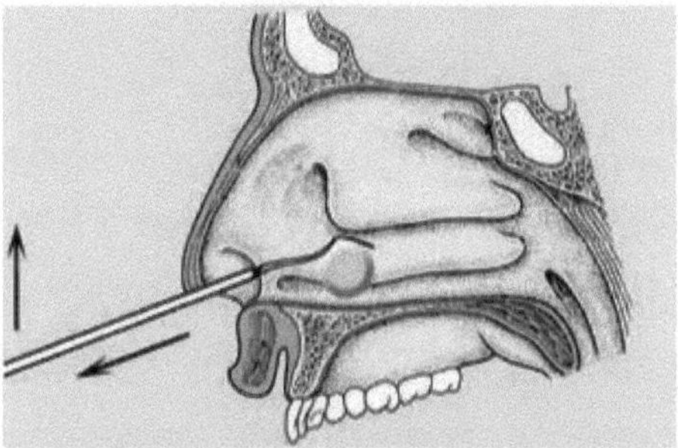

Fig. 26.2 Método de remoção de um corpo estranho arredondado do nariz

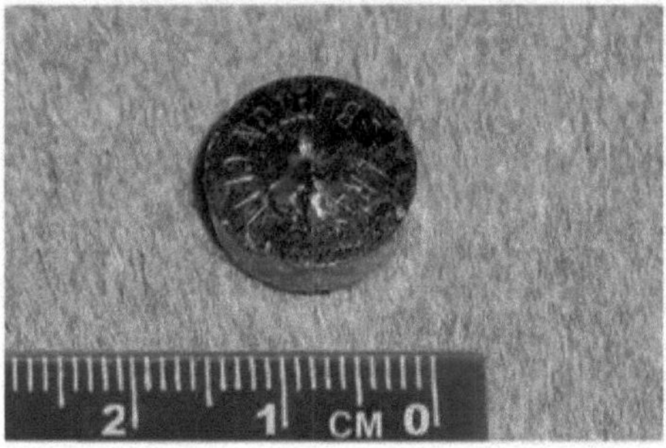

Fig. 26.3 Corpo estranho removido do nariz, uma pilha de lítio

Discussão:

Os corpos estranhos no nariz são muito mais comuns em crianças e pessoas com atraso mental. Podem entrar por uma das seguintes vias: 1- Através das narinas anteriores

2- Através das narinas posteriores

3- Por penetração das suas paredes

A maioria dos corpos estranhos é impactada perto do assoalho entre o septo nasal e o corneto inferior. A radiografia simples do nariz em vista lateral e antero-posterior pode mostrar a presença de um corpo estranho radiopaco. A sombra de tecido mole pode ser vista em casos de corpo estranho radiolúcido.

Se o corpo estranho não for removido e permanecer despercebido durante alguns dias, dará origem a uma reação local, edema com infeção acrescida. Esta reação local ocorre muito mais cedo e de forma mais intensa nos casos de pilhas de lítio devido à fuga de produtos químicos. Pode provocar ulceração da mucosa nasal e necrose do septo nasal. Ocorrerá deposição de cálcio sobre o corpo estranho, levando à formação de rinolitos. Raramente, um corpo estranho do nariz pode deslizar espontaneamente para a nasofaringe e sofrer impacto no trato aerodigestivo inferior.

TESTE-SE A SI PRÓPRIO

Lê o cenário clínico apresentado no início e responde às seguintes perguntas

1- Como é que vai gerir este caso?
2- Quais são as diferentes vias de entrada de um corpo estranho no nariz?
3- Qual é o local mais comum de impactação de corpos estranhos na cavidade nasal?
4- Que complicações podem surgir se o corpo estranho do nariz não for removido?

Caso 27

Cenário clínico

Uma doente de 30 anos deu entrada na consulta de medicina dentária com queixas de dor e inchaço na narina direita desde há um dia. Quando acordou de manhã, um dia antes, tinha uma dor ligeira na narina direita e notou alguma vermelhidão, mas rapidamente a dor aumentou e passou a ter uma dor intensa, juntamente com vermelhidão e inchaço acentuados. Os resultados do exame do nariz na altura da apresentação são apresentados na fig. 27.1.

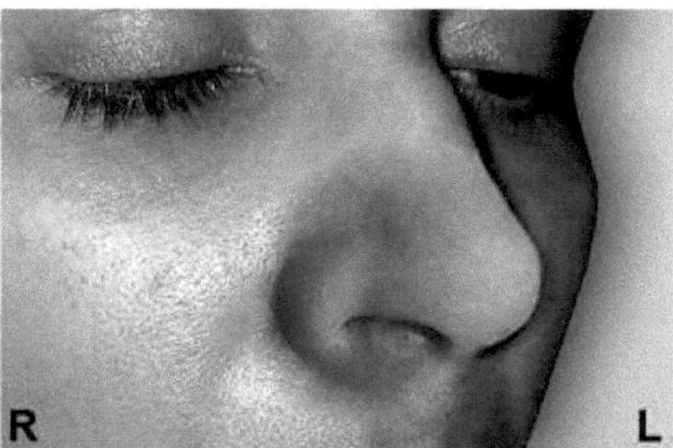

Fig. 27.1
Doente com inchaço e vermelhidão na
narina direita

Pontos importantes da história:
1- Qualquer história anterior de inchaço semelhante no nariz. Não existia tal historial.
2- História de febre. Não havia historial de febre.
3- Antecedentes de diabetes mellitus ou outros estados de imunodeficiência. Neste caso, não existem tais antecedentes.

Pontos importantes do exame clínico:
1- Exame externo do nariz. Mostrava um pequeno inchaço localizado junto à columela na narina direita (fig. 27.1). O inchaço era de cor vermelha, juntamente com edema e vermelhidão da pele circundante. Havia uma pequena abertura na sua superfície, da qual saía pus espesso. Estava muito sensível.
2- Rinoscopia anterior. Difícil de realizar no lado direito, mas mostrou vermelhidão e edema

da mucosa nasal circundante. A cavidade nasal esquerda era normal.

Diagnóstico:

O diagnóstico deste caso foi "Furúnculo no nariz".

Investigações:

Não foi efectuada qualquer investigação sobre este caso.

Tratamento:

Tratava-se de um caso de furúnculo no nariz com rutura espontânea. O pus era espesso e a abertura era pequena, pelo que a abertura foi alargada com uma pinça de artéria e todo o pus foi drenado. O pus foi enviado para cultura e sensibilidade. Foi administrado por via oral um antibiótico contra o staphylococcus aureus (amoxicilina com ácido clavulânico) juntamente com analgésicos. O relatório C/S do pus revelou um forte crescimento de Staphylococcus aureus. Verificou-se que os organismos eram sensíveis à amoxicilina com ácido clavulânico, pelo que se continuou a administrar o mesmo antibiótico durante 7 dias. A recuperação do doente decorreu sem intercorrências.

Discussão:

O furúnculo nasal ou furúnculo é a infeção estafilocócica de um folículo piloso. No nariz, os folículos pilosos estão presentes no vestíbulo da cavidade nasal. O vestíbulo nasal está presente na zona perigosa da face e a sua inflamação pode propagar-se e causar complicações intracranianas. O furúnculo nasal é geralmente único, mas podem ocorrer furúnculos múltiplos. Tal como o furúnculo do ouvido, o furúnculo nasal também é muito doloroso, uma vez que a pele do vestíbulo nasal está fortemente aderente às estruturas subjacentes. A recorrência do furúnculo nasal é comum. Os factores predisponentes são a diabetes mellitus, as doenças debilitantes gerais, o coçar e o ato de tirar as mãos do nariz.

TESTE-SE A SI PRÓPRIO

Lê o cenário clínico apresentado no início e responde às seguintes perguntas

1- Qual é o diagnóstico mais provável neste caso?

2- Como é que vai gerir este caso?

3- Quais são os factores predisponentes do furúnculo nasal?

4- Porque é que o furúnculo nasal pode causar uma extensão intracraniana da infeção?

Caso 28

Cenário clínico

Um doente do sexo masculino, de 47 anos, deu entrada no serviço de urgência com queixas de hemorragia nasal grave, que começou subitamente há meia hora, quando estava no seu gabinete. Tentou parar a hemorragia apertando o nariz e aplicando sacos de gelo na testa e no nariz, mas todas as medidas falharam.

Gestão imediata:

1- O exame do nariz revelou uma hemorragia profusa na narina direita.

2- O tamponamento nasal anterior foi feito imediatamente com uma gaze embebida em pomada antibiótica (polyfax) e xilocaína gelatinosa em ambas as fossas nasais.

3- A hemorragia parou após o tamponamento nasal anterior.

4- A garganta foi examinada para detetar qualquer hemorragia posterior. Não havia hemorragia posterior e a garganta estava limpa após o tamponamento nasal.

5- Os sinais vitais foram verificados. O pulso era de 90/minuto, a tensão arterial de 180/110 mm Hg., a frequência respiratória de 20/minuto e a temperatura de 98,8⁰ F.

6- Foi imediatamente administrado um agente anti-hipertensor sublingual (captopril 25 mg.) para baixar a tensão arterial.

7- A linha intravenosa foi mantida com água dextrose a 5%.

8- Foi iniciado um antibiótico profilático por via parentérica.

9- Foi iniciado ácido tranexâmico por via intravenosa.

10-Algésicos orais e agentes ansiolíticos foram iniciados.

11-O doente foi internado para tratamento posterior.

Pontos importantes da história:

1- Qualquer história de epistaxis anterior. De acordo com o doente, tinha antecedentes de epistaxes recorrentes, mas eram sempre ligeiras e paravam espontaneamente com um beliscão no nariz durante 10 a 15 minutos.

2- Qualquer história de hemorragia noutro local. Não havia qualquer historial.

3- Qualquer historial de hemorragia ou distúrbio de coagulação. Não existem antecedentes.

4- Qualquer historial de febre. Não havia historial de febre.

5- Qualquer historial de trauma no nariz. Não existia tal historial.

6- Historial de hipertensão. Era um doente sabidamente hipertenso desde há 7 a 8 anos e tomava medicamentos anti-hipertensores de forma irregular. A tensão arterial permanecia frequentemente elevada e, nessa altura, ocorriam também hemorragias nasais.

7- História de utilização de medicamentos anticoagulantes ou inibidores da agregação plaquetária, como a aspirina. Não existia tal historial.

Pontos importantes do exame clínico:

1- Exame físico geral. O doente era uma pessoa de meia-idade, de constituição obesa e estatura média. Estava totalmente orientado no tempo, no espaço e na pessoa.

2- Avaliar a quantidade de sangue perdido e verificar se existem sinais de choque, hipovolémia ou anemia.

Investigações:

1- Hemograma completo com contagem de plaquetas. A hemoglobina era de 11,2 gm/dl, enquanto todas as outras estavam dentro dos limites normais.

2- Perfil de hemorragia e coagulação. Todos estavam dentro dos limites normais.

3- Testes de açúcar no sangue, funções hepáticas e renais. Todos estavam dentro dos limites normais.

Diagnóstico:

Tratava-se de um caso de epistaxis grave, muito provavelmente devido a hipertensão.

Gestão adicional:

1- O doente foi transferido para a enfermaria.

2- Monitorização dos sinais vitais, incluindo a tensão arterial. A tensão arterial ficou estável após algumas horas.

3- Opinião do médico para o controlo da hipertensão.

4- O tamponamento nasal anterior foi removido após 48 horas na sala de operações e a cavidade nasal foi examinada para detetar qualquer patologia local. Não se registou qualquer hemorragia após a remoção do tampão e não se observou qualquer achado significativo no exame das fossas nasais.

5- O doente foi mantido em observação no hospital durante mais um dia e teve alta no dia seguinte.

Discussão:

A epistaxe é um fenómeno muito frequente, muitas vezes desagradável para o doente e que, por vezes, pode ser fatal. A epistaxe é mencionada na literatura médica desde os tempos mais remotos. A hemorragia pode ocorrer em qualquer local, mas em 90% dos casos a epistaxe ocorre na zona de Little. A zona de Little situa-se na parte antero-inferior do septo nasal, onde se encontra a anastomose de quatro vasos sanguíneos, denominada "plexo de Kiesselbach". Estas artérias incluem a artéria etmoidal anterior, o ramo septal da artéria labial superior, a artéria esfenopalatina e a artéria palatina maior. Os outros locais de hemorragia incluem, acima do corneto médio, os vasos etmoidais, abaixo do corneto médio, os ramos da artéria esfenopalatina e a nasofaringe. A hemorragia venosa pode ocorrer especialmente a partir da veia retro-columelar, que corre verticalmente logo atrás da columela. A hipertensão é uma causa comum de hemorragia nasal em pessoas de meia-idade e idosas. O passo importante no tratamento da epistaxe devida à hipertensão é o controlo da pressão arterial. Quando a tensão arterial é devidamente controlada, a epistaxe pára normalmente após 24 a 48 horas de tamponamento nasal.

TESTE-SE A SI PRÓPRIO

Lê o cenário clínico apresentado no início e responde às seguintes perguntas

1- Como é que vai gerir este caso?
2- Qual é o local mais comum para a epistaxe?
3- O que é o plexo de Kiesselbach?
4- Quais são as diferentes causas da epistaxe?

Caso 29

Cenário clínico

Um doente do sexo masculino, de 30 anos de idade, veio à consulta com queixas de corrimento nasal, gotejamento pós-nasal, dores faciais e cefaleias durante os últimos 8 a 10 meses. Durante este período, tomou repetidamente medicamentos do seu médico de família para estas queixas, mas não obteve qualquer alívio. Ao exame clínico, estava presente secreção muco-purulenta espessa com cornetos inferiores hipertrofiados e mucosa congestionada em ambas as fossas nasais.

Pontos importantes da história:

1- História pormenorizada relativa a corrimento nasal e gotejamento pós-nasal. De acordo com o doente, este encontrava-se no seu estado de saúde habitual há cerca de 10 meses quando teve um ataque de constipação comum. Tomou medicamentos para a constipação, a febre aliviou, mas o corrimento nasal e o gotejamento pós-nasal continuaram. Estes sintomas eram quase contínuos, mas aliviaram em certa medida durante um curto período após a toma dos medicamentos. O corrimento nasal era espesso e de cor amarelada a verde.

2- História pormenorizada de cefaleias e dores faciais. Estes sintomas também começaram há 10 meses, juntamente com as outras queixas. As dores de cabeça situavam-se principalmente na região frontal ou, por vezes, entre os olhos. Estes sintomas eram intermitentes e aliviados pela toma de medicamentos, mas reapareciam novamente após a interrupção do tratamento.

3- Qualquer história de rinorreia aquosa, espirros excessivos, irritação no nariz ou nos olhos ou qualquer outro sintoma de alergia nasal. Não havia história prévia de alergia nasal.

4- Qualquer história de obstrução nasal. Segundo ele, tinha frequentemente obstrução nasal de uma narina ou da outra, especialmente quando se deitava em posição lateral, com o nariz mais baixo e dependente bloqueado.

5-   Qualquer historial de dores de garganta repetidas. Devido ao gotejamento pós-nasal, tinha frequentemente irritação na garganta e tinha de a limpar repetidamente.

6-   Historial de medicamentos. Não sabia todos os nomes dos medicamentos que tinha utilizado durante este período, mas tinha tomado repetidamente diferentes antibióticos, analgésicos, descongestionantes, sprays nasais, inalação de vapor, etc.

7-   Qualquer historial de asma ou alergias cutâneas. Não havia qualquer historial.

Pontos importantes do exame clínico:

1-   Exame físico geral. O exame físico geral não revelou nada de significativo.

2-   Exame externo do nariz, rosto e olhos. Todos estavam normais.

3-   Rinoscopia anterior. Mostrou um septo nasal ligeiramente desviado em forma de "S". Secreção muco-purulenta estava presente em ambas as fossas nasais com mucosa congestionada e cornetos inferiores hipertrofiados.

4-   Rinoscopia posterior. Mostrou a presença de gotejamento pós-nasal.

5-   Endoscopia nasal. A endoscopia foi efectuada na sala de operações sob anestesia local. Todos os achados da rinoscopia anterior foram confirmados. Havia edema, espessamento da mucosa e mucosa polipoidal na área do complexo osteo-meatal no meato médio.

Investigações:

1- Tomografia computorizada do nariz e dos SPN (axial e coronal). Mostrava obstrução no complexo ósteo-meatal em ambos os lados, espessamento da mucosa nas células aéreas etmoidais e em ambos os seios maxilares. Havia retenção de secreções no seio maxilar esquerdo (fig. 29.1 e 29.2). Os seios frontal e esfenoidal estavam dentro dos limites da normalidade.

Diagnóstico:

Tratava-se de um caso de rino-sinusite crónica.

Tratamento:

Uma vez que o doente já tinha tomado todos os medicamentos sem qualquer alívio, foi admitido para uma cirurgia endoscópica funcional dos seios nasais sob controlo geral.

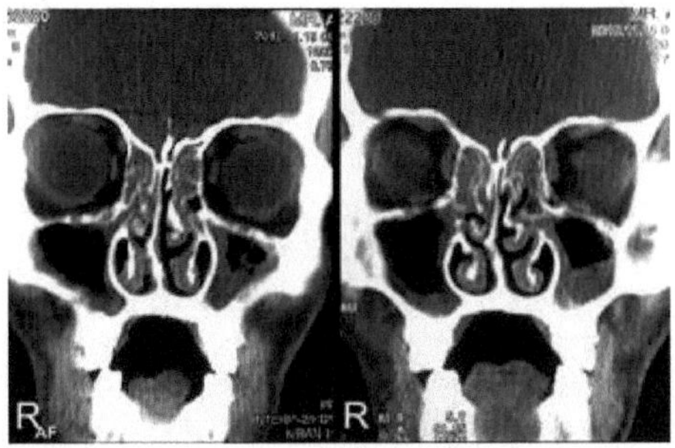

Fig. 29.1 TAC do nariz e dos SPN em vista coronal

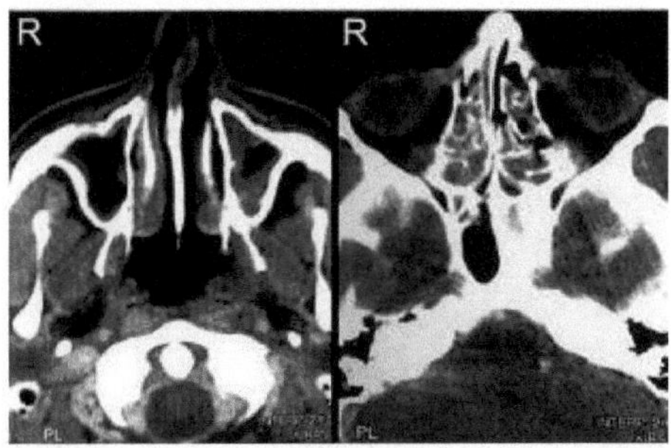

Fig. 29.2 TAC do nariz e dos SPN em vista axial

anestesia. Toda a mucosa polipoidal presente no meato médio foi removida. O processo uncinado foi removido e foi efectuada uma antrostomia do meato médio. Todas as células aéreas etmoidais foram removidas (etmoidectomia). A cavidade nasal foi tamponada por 24 horas. No pós-operatório, o paciente foi submetido a tratamento médico e apresentou boa melhora em todos os seus sintomas.

Discussão:

A sinusite crónica é a inflamação crónica dos seios paranasais que dura meses e, por vezes, anos. As exacerbações agudas são comuns e, entre os intervalos, os sintomas podem diminuir. A maioria dos casos de sinusite crónica deve-se à incapacidade de resolução da infeção aguda. Pode seguir-se a ataques únicos ou repetidos de sinusite aguda. O edema da mucosa sinusal está presente, variando de um ligeiro espessamento a uma polipose grosseira. Está presente infiltração celular inflamatória crónica com hipertrofia glandular. O epitélio superficial pode apresentar descamação, regeneração, ulceração ou metaplasia. Os organismos são normalmente mistos e incluem estreptococos, pneumococos, B. proteus e anaeróbios.

TESTE-SE A SI PRÓPRIO

Lê o cenário clínico apresentado no início e responde às seguintes perguntas

1- Qual é o diagnóstico mais provável neste caso?

2- Quais são os pontos importantes na anamnese e no exame clínico deste doente?

3- Como é que vai investigar este doente?

4- Como é que vai tratar este doente?

5- Descrever a patologia da rinossinusite crónica.

Caso 30

Cenário clínico

Um rapaz de 14 anos apresentou-se com queixas de obstrução nasal do lado esquerdo, epistaxes recorrentes e hiposmia nos últimos 6 a 7 meses. Tinha também notado uma massa a sair da narina esquerda desde há um mês, com sangramento nasal mais frequente (fig. 30.1).

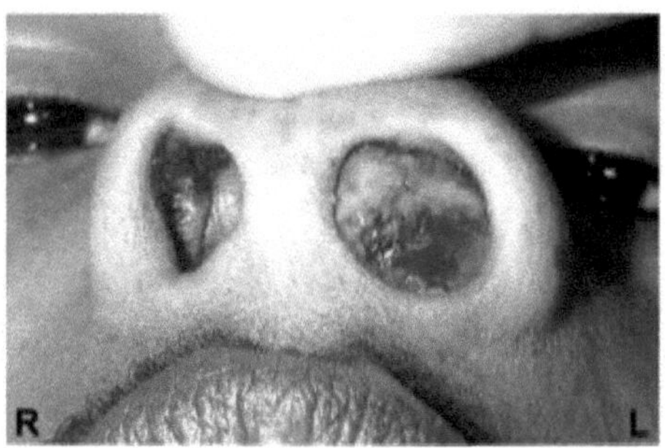
Fig. 30.1
Doente com massa na cavidade nasal esquerda

Pontos importantes da história:

1- História pormenorizada dos seus sintomas. De acordo com o doente, este encontrava-se no seu estado de saúde habitual há 6 ou 7 meses, altura em que desenvolveu obstrução nasal, principalmente do lado esquerdo. Inicialmente era intermitente, mas rapidamente se tornou contínua. Juntamente com a obstrução nasal, apresentava diminuição do olfato e hemorragias recorrentes do lado esquerdo do nariz, em quantidades que variavam entre algumas gotas e hemorragias abundantes, que paravam espontaneamente na maioria das vezes. No mês passado, notou também uma massa a sair da narina esquerda que estava a aumentar progressivamente.

2- Qualquer historial de tamponamento nasal ou de internamento hospitalar devido a epistaxis. Nunca foi internado num hospital por tamponamento nasal.

3- Qualquer historial de transfusão de sangue. Não existe qualquer historial.

4- Qualquer história de rinorreia, espirros ou alergia nasal. Não existia qualquer historial.

5- Alguma queixa relacionada com os olhos. Não houve qualquer queixa.

6- Qualquer queixa relacionada com o ouvido. Segundo o doente, tinha notado um bloqueio e um desconforto ocasional no ouvido esquerdo.

Pontos importantes do exame clínico:

1- Exame físico geral. O doente era um jovem adolescente de estatura e constituição medianas, totalmente consciente e orientado. Os seus sinais vitais estavam dentro dos limites normais. Apresentava uma ligeira anemia, sem outros resultados positivos no exame físico geral.

2- Exame do nariz. Revelou uma massa que saía da cavidade nasal esquerda, preenchendo-a completamente e sangrando ao toque (fig. 30.1). A superfície externa da massa era irregular, ulcerada e vermelha. Havia um desvio do septo nasal para o lado direito devido à massa.

3- Teste de sonda. Mostrou que a massa tinha uma consistência mole a firme, era móvel, polipoidal, insensível ao toque e sangrava ao toque.

4- Teste de permeabilidade nasal. Estava ausente no lado esquerdo e diminuída no lado direito.

5- Rinoscopia posterior. Foi difícil realizar a rinoscopia posterior neste paciente, mas uma massa semelhante era visível na nasofaringe.

6- Exame dos olhos. Não havia proptose, deslocamento ou telecanto aparentes. Os movimentos oculares e a visão também eram normais.

Diagnóstico diferencial:

As seguintes condições devem ser consideradas no diagnóstico diferencial:

1- Angiofibroma nasofaríngeo.
2- Papiloma invertido. É mais frequente em doentes de idade avançada.
3- Pólipo antrocoanal. É liso, macio, pálido e brilhante.
4- Rinossinusite fúngica.

Investigações:

1- Tomografia computorizada do nariz e dos SPN nos planos axial e coronal com contraste. Mostrou uma massa de tecido mole a preencher a nasofaringe, a cavidade nasal esquerda, o seio maxilar esquerdo e a célula aérea etmoidal anterior. Empurrava o septo nasal à direita, com remodelação dos ossos circundantes. Aparentava ser vascular ao meio de contraste (fig. 30.2 e 30.3).

2- Angiografia com embolização. Foi efectuada uma angiografia de quatro vasos que mostrou que a massa era muito vascular e recebia o seu fornecimento de sangue dos ramos da artéria carótida externa esquerda. A embolização dos vasos de alimentação foi efectuada com gelfoam (fig. 30.4).

3- Investigações de base para a anestesia geral, como a tensão arterial, a protrombina

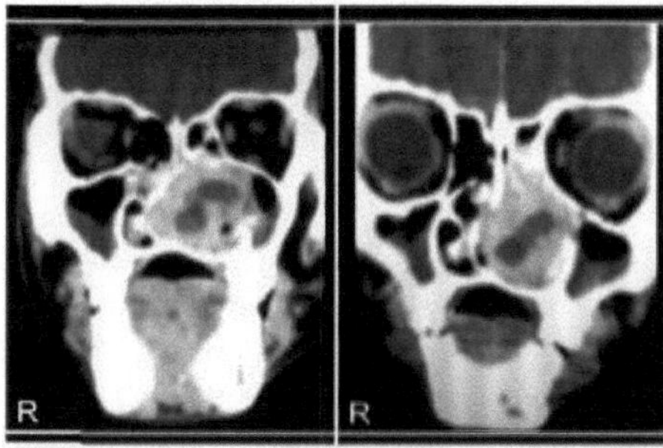

Fig. 30.2 TAC do nariz e dos SPN em vista coronal

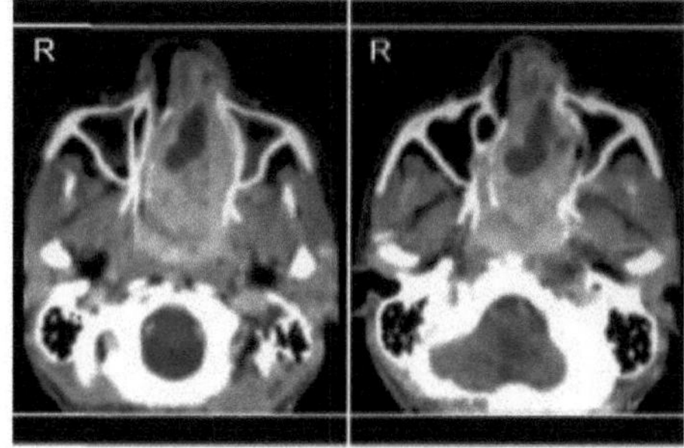

Fig. 30.3 TAC do nariz e dos SPN em vista axial

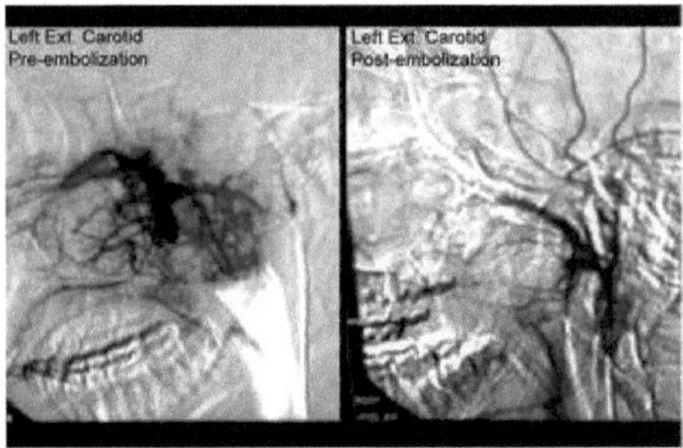
Fig. 30.4 Angiografia da artéria carótida externa esquerda antes e depois da embolização

(PT), tempo de tromboplastina parcial activada (APTT) e D/R na urina, etc. Todos estavam dentro dos limites normais, exceto a hemoglobina, que era de 9,2 gm/dl. Foi transfundido com duas unidades de concentrado de células no pré-operatório.

Diagnóstico:

Trata-se de um caso de angiofibroma nasofaríngeo que envolve a nasofaringe, a cavidade nasal esquerda, o seio maxilar esquerdo e as células aéreas etmoidais anteriores esquerdas.

Tratamento:

O doente foi planeado para remoção cirúrgica do angiofibroma. A angiografia com embolização já tinha sido efectuada um dia antes da cirurgia. Foi planeada uma rinotomia lateral combinada com uma abordagem transantral sub-labial (fig. 30.5). A excisão completa do tumor foi efectuada com esta abordagem. O tumor removido foi enviado para histopatologia, que confirmou o diagnóstico de angiofibroma nasofaríngeo. A recuperação pós-operatória decorreu sem intercorrências e, durante o seguimento, o doente manteve-se bem, sem recidivas.

Discussão:

O angiofibroma nasofaríngeo é um tumor benigno mas localmente agressivo

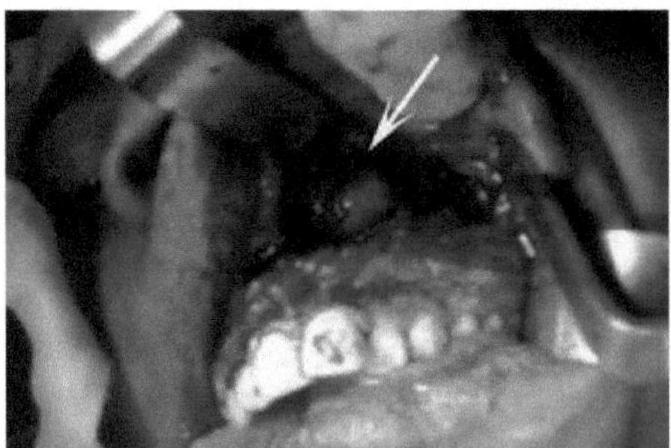
Fig. 21.5 Tumor visível através de abordagem transantral sub-labial

tumor. É o tumor benigno mais comum da nasofaringe. Ocorre maioritariamente em adolescentes do sexo masculino, pelo que também é designado por angiofibroma juvenil. A idade habitual de aparecimento é na segunda década. Ocorre quase exclusivamente no sexo masculino. A etiologia exacta do tumor é desconhecida, mas pensa-se que seja dependente de hormonas (hormonas sexuais masculinas). Histologicamente, o angiofibroma é composto por tecidos conjuntivos fibrosos intercalados com uma proporção variável de espaços sanguíneos revestidos por endotélio. A proporção do componente fibroso e vascular pode variar. Na maioria dos casos, os vasos são apenas espaços revestidos por endotélio, sem revestimento muscular. É por isso que podem ocorrer hemorragias graves aquando da biopsia e da remoção cirúrgica, uma vez que estes vasos não se conseguem contrair para parar a hemorragia.

O tecido de origem permanece desconhecido, embora tenham sido propostas várias teorias. O local de origem do tumor também é objeto de controvérsia. Anteriormente, pensava-se que se originava no teto ou na parede posterior da nasofaringe. Atualmente, acredita-se que se origina na parte posterior da parede lateral do nariz, perto do forame esfenopalatino. A partir daqui, o tumor estende-se para a cavidade nasal, a nasofaringe, os seios paranasais e a fossa pterigopalatina.

O angiofibroma nasofaríngeo é um tumor benigno, mas localmente é invasivo e destrói as estruturas adjacentes. A partir do seu local de origem, perto do forame esfenopalatino, o tumor cresce em diferentes direcções. Anteriormente, estende-se para a cavidade nasal e pode invadir os seios paranasais, incluindo os seios maxilares, etmoidais e esfenoidais. Lateralmente, pode estender-se para a fossa pterigopalatina e daí para a fossa infra-temporal e bochecha. Pode entrar na órbita através das fissuras orbitais inferior e superior. Pode estender-se acima para a fossa craniana média e anterior. Na fossa craniana média, entra através do forame lacerante ou do seio esfenoidal. Na fossa craniana anterior, entra através dos seios etmoidais ou da placa cribriforme.

TESTE-SE A SI PRÓPRIO

Lê o cenário clínico apresentado no início e responde às seguintes perguntas

1- Qual é o diagnóstico mais provável neste caso?
2- Quais são os diagnósticos diferenciais neste caso?
3- Quais são os pontos importantes da anamnese e do exame clínico neste caso?
4- Como é que vai investigar este doente?
5- Como é que vai gerir estes doentes?
6- Qual é o local de origem do angiofibroma nasofaríngeo?
7- Porque é que o angiofibroma nasofaríngeo é comum em adolescentes do sexo masculino?

CAVIDADE *ORAL* E FARINGE

Caso 31

Uma doente de 23 anos veio à consulta com queixas de ataques recorrentes de dor de garganta, odinofagia e febre nos últimos 10 a 12 anos. Costumava tomar os medicamentos do seu médico de família e os sintomas melhoravam normalmente em poucos dias. Inicialmente, estas crises eram muito pouco frequentes mas, com o passar do tempo, a frequência das crises aumentou e passaram a ocorrer de um em um ou de dois em dois meses.

Pontos importantes da história:

1- História pormenorizada sobre o início, a duração, a frequência, os factores de agravamento e de alívio de um ataque de dor de garganta.

2- Febre, quer seja de grau elevado ou baixo. Neste caso, a febre estava maioritariamente entre os 101 e os 102° F.

3- Quaisquer queixas nasais associadas, como obstrução nasal, gotejamento pós-nasal, rinorreia, etc. Neste caso, não havia qualquer queixa nasal.

4- Sobre a doença do refluxo gastro-esofágico (DRGE). Nos adultos, é uma das causas mais comuns de dores de garganta recorrentes ou crónicas. Neste doente não havia antecedentes de DRGE.

5- Sobre qualquer sintoma relacionado com febre reumática, glomerulonefrite ou endocardite bacteriana subaguda.

6- História de apneia do sono ou ressonar. Neste doente, havia história de ressonar e apneia ocasional do sono.

7- Qualquer historial de hemorragia ou distúrbio de coagulação. Isto é importante no doente que vai ser submetido a uma amigdalectomia.

Pontos importantes do exame clínico:

1- Avaliação das amígdalas palatinas e dos pilares. Neste caso, as amígdalas estavam congestionadas, hipertrofiadas com criptas proeminentes e pilares anteriores congestionados (fig. 31.1).

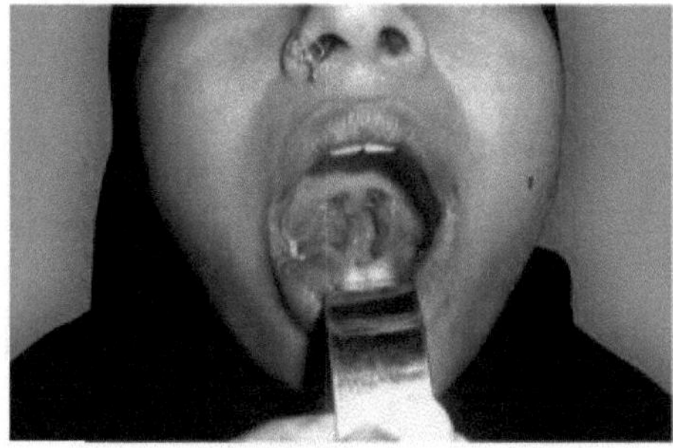

Fig. 31.1
Doente com
amígdalas congestionadas e
hipertrofiadas e
pilares anteriores
congestionados

2- Palpação dos gânglios linfáticos jugulo-digástricos. Neste doente, estes eram palpáveis e sensíveis em ambos os lados.

3- Rinoscopia anterior e posterior para excluir qualquer doença nasal. Neste doente, a rinoscopia estava dentro dos limites normais.

Diagnóstico:

Tratava-se de um caso de amigdalite crónica ou recorrente com amígdalas hipertrofiadas.

Investigações:

1- Hemograma completo com contagem de plaquetas. Estava dentro dos limites normais.

2- Perfil de hemorragia e de coagulação, incluindo TP e TTPA.

3- Título de antiestreptolisina O (título de ASO). Neste caso, estava aumentado (300).

4- Radiografia do tórax (vista PA) para anestesia geral.

5- Urina D/R.

6- Rastreio da hepatite B e C.

Tratamento:

O doente foi programado para uma amigdalectomia sob anestesia geral e admitido no hospital de manhã, com uma noite de sono sem medicação oral (NPO). A amigdalectomia foi efectuada pelo método de diatermia (fig. 31.2) e a doente teve alta no dia seguinte. No pós-operatório, foi medicada com antibiótico e analgésicos durante 7 dias. A recuperação pós-operatória decorreu sem intercorrências (fig. 31.3).

Discussão:

Na amigdalite crónica existem pequenos microabcessos no interior do núcleo das amígdalas e os microrganismos estão presentes nestes abcessos. Estes abcessos estão rodeados por tecidos fibrosos e os antibióticos não chegam ao interior dos abcessos numa concentração adequada. Assim, a erradicação dos microrganismos no interior do núcleo da amígdala é difícil. Uma forma de erradicação é a remoção da própria amígdala. É por isso que a amigdalectomia é realizada em casos de amigdalite crónica ou recorrente. São reconhecidas três formas clínicas de amigdalite crónica:

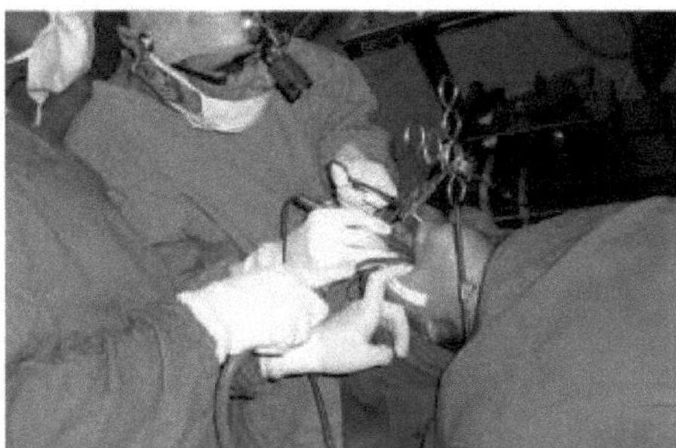

Fig. 31.2 Amigdalectomia por diatermia em posição de Rose

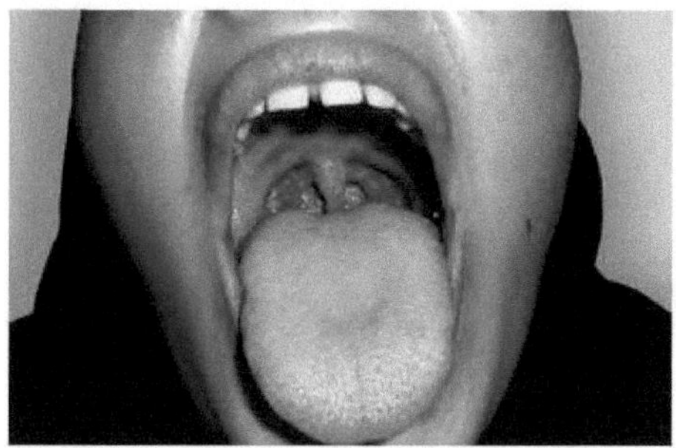

Fig. 31.3

Fotografia pós-operatória do doente após 5 dias de amigdalectomia, mostrando o esfacelo na fossa tonsilar

1- Amigdalite folicular crónica

2- Amigdalite parenquimatosa crónica

3- Amigdalite fibroide crónica

Nos casos de amigdalite crónica ou recorrente, a amigdalectomia está indicada quando há:

1- Sete ataques de amigdalite por ano durante um ano.

2- Quatro a seis ataques de amigdalite por ano durante dois anos consecutivos.

3- Três ataques de amigdalite por ano durante três anos consecutivos.

Existem diferentes métodos para realizar a amigdalectomia, incluindo:

1- Dissecação ou método do aço frio

2- Diatermia

3- Laser de díodo ou CO_2

4- Bisturi harmónico

5- Coblação

6- Ablação por radiofrequência

7- Microdebridador

TESTE-SE A SI PRÓPRIO

Lê o cenário clínico apresentado no início e responde às seguintes perguntas

1- Qual é o diagnóstico mais provável neste caso?

2- Como é que vai gerir este caso?

3- Que exames são necessários num doente submetido a uma amigdalectomia?

4- Quais são as indicações para a amigdalectomia para além da amigdalite crónica ou recorrente?

5- Quais são os diferentes métodos de amigdalectomia?

Caso 32

Cenário clínico

Um pai trouxe o seu filho de 9 anos às urgências, cuja amigdalectomia tinha sido efectuada há 5 dias, com a queixa de que ele tinha vomitado uma grande quantidade de sangue há 1 hora. Depois disso, estava a sair sangue fresco da garganta.

Pontos importantes da história:

1- História pormenorizada sobre a quantidade e a natureza dos vómitos e da hemorragia. O material vomitado continha sangue de cor escura e uma quantidade de cerca de meio litro. Depois disso, cuspiu continuamente sangue fresco misturado com saliva, a intervalos regulares.

2- Há historial de febre. Teve um pico de febre alta ontem à noite, que foi aliviado com a toma de um xarope de paracetamol.

3- Estava a tomar antibióticos regularmente? Segundo o pai, ele não estava a tomar os medicamentos regularmente e tinha falhado muitas doses. Para além disso, também não estava a usar anti-sético bucal regularmente.

Pontos importantes do exame clínico:

1- Exame físico geral. A criança parecia letárgica e fraca, mas estava totalmente orientada no tempo, no espaço e na pessoa. O pulso era de 100/minuto, a tensão arterial de 110/70 mm Hg, a frequência respiratória de 20/minuto e a temperatura de 100° F. Os sinais de desidratação eram positivos, revelando uma desidratação ligeira a moderada.

2- Avaliar a quantidade de sangue perdido e verificar se existem sinais de choque, hipovolémia ou anemia.

3- Exame da cavidade oral e da garganta. Revelou a presença de um coágulo na fossa tonsilar direita. Não havia hemorragia ativa. A higiene oral era muito má.

Gestão imediata:

1- O doente foi internado no hospital e foi aconselhado a não tomar nada por via oral (NPO) até novas ordens.

2- A linha intravenosa foi mantida com infusão salina de dextrose.

3- O antibiótico parentérico (ceftrixona intravenosa) foi iniciado de acordo com o peso corporal.

4- O sangue foi enviado para análise da imagem completa do sangue, do tempo de protrombina (TP) e do tempo de tromboplastina parcial activada (TTPA).

Diagnóstico:

Tratou-se de um caso de hemorragia secundária pós-tonsilectomia.

Gestão adicional:

1- O doente foi admitido na enfermaria para tratamento e monitorização adicionais. 2- Monitorização dos sinais vitais. O doente estava hemodinamicamente estável.

3- Manter uma boa higiene oral com gargarejos anti-sépticos e colutórios regulares.

4- As análises ao sangue revelaram que a hemoglobina era de 10,2 gm/dl e que o TP e o TTPA estavam dentro dos limites normais.

5- Exame regular da garganta. Não houve mais hemorragias e o tamanho do coágulo começou a regredir e desapareceu completamente no dia seguinte.

6- Foi iniciado um xarope oral de paracetamol e a febre baixou sem qualquer outro pico.

7- A partir do dia seguinte, é permitida uma dieta mole.

8- O doente foi mantido no hospital durante mais 2 dias para observação e antibiótico parentérico, tendo depois recebido alta com antibiótico oral.

Discussão:

A hemorragia é a complicação mais importante após a amigdalectomia, podendo por vezes ser fatal. Convencionalmente, divide-se em hemorragia primária, reacionária e secundária. A hemorragia primária ocorre na mesa de operações após a remoção das amígdalas. A hemorragia reactiva ocorre nas 24 horas seguintes à operação. A hemorragia secundária ocorre após 24 horas até 14 dias, quando a cicatrização na fossa tonsilar está completa. Geralmente ocorre no 5° dia pós-operatório ou depois. A causa da hemorragia secundária é a infeção do leito amigdalino com descamação e abertura de pequenos vasos sanguíneos no seu leito. A hemorragia não é geralmente abundante e está associada a febre. É tratada com antibióticos adequados, repouso, sedação e observação no hospital. Em caso de hemorragia secundária grave e profusa que não responda ao tratamento médico, a fossa é tamponada e os pilares são suturados sob anestesia geral, sendo o tampão retirado após alguns dias, quando o estado de saúde estiver estabilizado.

TESTE-SE A SI PRÓPRIO

Lê o cenário clínico apresentado no início e responde às seguintes perguntas

1- Como é que vai gerir este caso?

2- Quais são os diferentes tipos de hemorragia pós-tonsilectomia?

3- Qual é a causa da hemorragia secundária pós-tonsilectomia?

4- Qual é o tempo habitual para a hemorragia secundária pós-tonsilectomia?

5- Qual é o tratamento da hemorragia secundária pós-tonsilectomia?

Caso 33

Cenário clínico

Um doente do sexo masculino, de 17 anos de idade, deu entrada na consulta de medicina dentária com queixas de dor intensa na garganta do lado esquerdo, dificuldade em engolir, febre alta e restrição da abertura da boca nos últimos 2 dias. Os resultados do exame da garganta e da cavidade oral são apresentados na fig. 33.1.

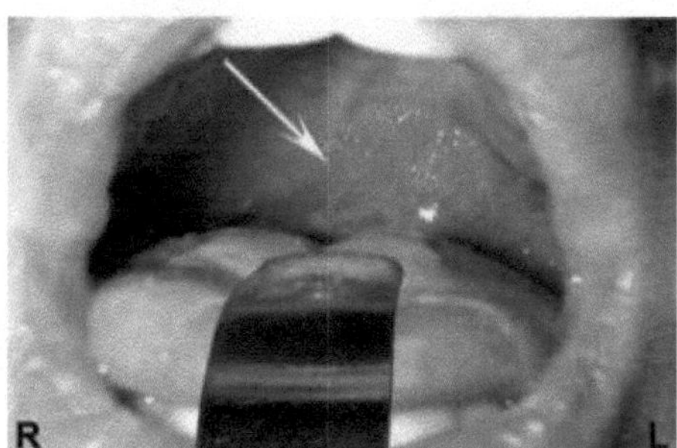

Fig. 33.1
Doente com abaulamento acentuado e
vermelhidão no palato mole com
restrição da abertura da boca

Pontos importantes da história:

1- Início e progressão dos sintomas. O início foi súbito há dois dias. Inicialmente, todos os sintomas eram de gravidade ligeira, mas aumentaram rapidamente.

2- História pormenorizada da dor, especialmente unilateral ou bilateral. Inicialmente, a dor era bilateral e ligeira, mas depressa se tornou mais no lado esquerdo. Em seguida, a dor tornou-se intensa, principalmente do lado esquerdo, contínua, localizada e latejante. A dor era agravada pela deglutição e aliviada, em certa medida, pela toma de analgésicos.

3- História pormenorizada da febre. A febre teve um início súbito, quase contínuo, de grau elevado, não associada a arrepios e aliviada, em certa medida, pela toma de medicamentos antipiréticos.

4- História pormenorizada sobre a odinofagia. Tinha dores fortes ao engolir, especialmente no lado esquerdo da garganta. A dor era tão forte que o doente não conseguia engolir a saliva.

5- História pormenorizada de restrição da abertura da boca ou trismo. Havia dor intensa no lado esquerdo ao abrir a boca, juntamente com trismo.

6- Qualquer historial de alteração da voz. A voz alterou-se, tornando-se grossa e abafada.

7- Qualquer historial de obstrução respiratória ou estridor. Não existia qualquer historial.

8- Algum historial de dor de ouvidos. Tinha uma ligeira dor de ouvido do lado esquerdo, mas a sua audição não foi afetada.

9- História prévia de dores de garganta repetidas e febre. Desde a infância que tinha ataques recorrentes de dor de garganta com febre. Normalmente, ocorriam de dois em dois ou de três em três meses.

Pontos importantes do exame clínico:

1- Exame físico geral. O doente era um adolescente de estatura e constituição medianas, com um aspeto muito doente e irrequieto. O pulso era de 110/minuto, a tensão arterial de 110/75 mm Hg., a frequência respiratória de 20/minuto e a temperatura de 102° F. A sua voz era grossa e abafada. O resto do exame físico geral não apresentava alterações.

2- Exame da cavidade oral e da garganta. A abertura da boca era restrita, com mau cheiro a sair e a língua estava coberta. Havia uma protuberância envolvendo o lado esquerdo do palato mole e a amígdala, que estava vermelha e congestionada (fig. 33.1). A úvula estava inchada e empurrada para o lado direito.

3- O exame dos gânglios linfáticos revelou um gânglio linfático jugulodigástrico palpável e sensível no lado esquerdo.

4- Exame do nariz e das orelhas. Encontrava-se dentro dos limites normais.

Diagnóstico:

O diagnóstico neste caso foi de abcesso peri-tonsilar ou quinsy.

Diagnóstico diferencial:

Esta condição tem de ser diferenciada:

1- Abcesso parafaríngeo.

2- Neoplasia das amígdalas.

3- Abcesso retrofaríngeo.

Investigações:

Neste caso, não foi necessária qualquer investigação pré-operatória.

Tratamento:

O doente foi internado para incisão e drenagem. O doente estava muito cooperante, pelo que se decidiu efetuar a incisão e a drenagem sob anestesia local. A xilocaína a 4% foi utilizada como gargarejo para a anestesia local. Na posição sentada, foi efectuada uma incisão no palato mole saliente, na junção de duas linhas imaginárias, como se mostra na fig. 33.2. Saiu pus espesso, que foi enviado para cultura e sensibilidade. Foi iniciado um antibiótico parentérico de largo espetro, juntamente com anti-inflamatórios e analgésicos orais. O relatório de C/S do pus revelou um forte crescimento de organismos gram +ve mistos, sensíveis ao antibiótico administrado. A recuperação do doente decorreu sem intercorrências.

Discussão:

Quinsy ou abcesso peritonsilar é a acumulação de pus no espaço peritonsilar entre a cápsula da amígdala e a parede lateral adjacente da faringe.

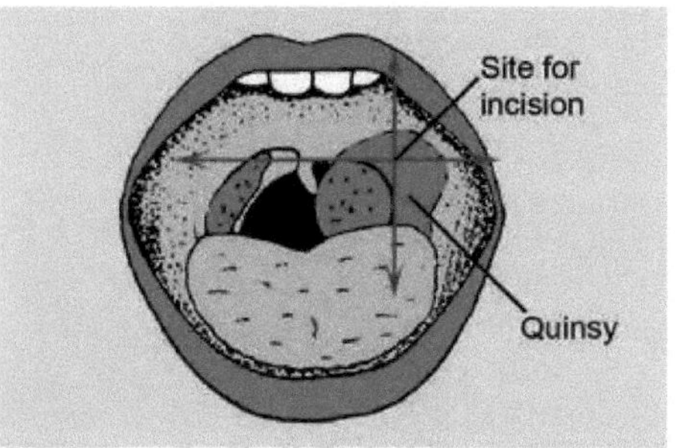

Fig. 33.2
Duas linhas imaginárias, horizontal ao longo da
base da úvula e vertical ao longo do
pilar anterior

Segue-se normalmente a um ataque agudo de amigdalite. A via de infeção é provavelmente através de uma cripta, principalmente a cripta magna. Antes do desenvolvimento do abcesso, a inflamação instala-se na região peritonsilar fora da cápsula amigdalina e é designada por fase de peritonsilite. À medida que a inflamação aumenta, o pus franco é recolhido entre a cápsula amigdalina e o músculo constritor superior. Como a via de infeção na maioria dos casos é a cripta magna, o abcesso peritonsilar situa-se sobretudo perto do pólo superior das amígdalas. Na maioria dos casos, o abcesso é unilateral e afecta mais frequentemente homens adultos jovens, mas pode ocorrer em qualquer idade.

Se o abcesso peri-tonsilar ou quinsy não for tratado corretamente, pode ocorrer uma rutura espontânea do abcesso, levando a pneumonia por aspiração e abcesso pulmonar. Se a incisão e a drenagem do abcesso forem planeadas sob anestesia geral, deve ter-se muito cuidado durante a entubação endotraqueal, uma vez que pode ocorrer uma rutura espontânea durante este procedimento.

TESTE-SE A SI PRÓPRIO

Lê o cenário clínico apresentado no início e responde às seguintes perguntas

1- Qual é o diagnóstico mais provável neste caso?
2- Quais são os pontos importantes da anamnese deste doente?
3- Quais são os pontos importantes no exame clínico deste doente?
4- Quais são os diagnósticos diferenciais neste caso?
5- Como é que vai gerir este caso?
6- Qual é a patologia do abcesso peri-tonsilar ou quinsy?
7- Que complicações podem ocorrer se a quinsy não for tratada precoce e corretamente?

Caso 34

Cenário clínico

Uma mãe trouxe o seu filho de 8 anos com queixas de respiração bucal, ressonar, urinar na cama e dores de ouvido recorrentes durante os últimos dois a três anos. Todas estas queixas aumentaram de gravidade nos últimos 6 meses. Tinha também antecedentes de febre recorrente de vez em quando.

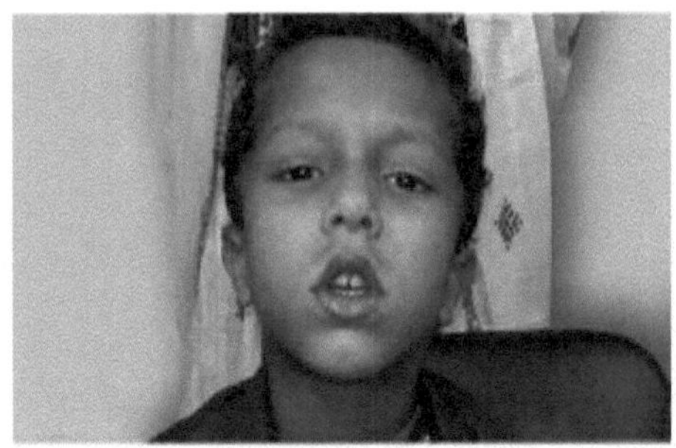

Fig. 34.1
Doente com boca aberta e
incisivos
proeminentes

Pontos importantes da história:

1- História pormenorizada dos sintomas, se são contínuos ou intermitentes, a sua gravidade, factores de agravamento e de alívio, etc. De acordo com a mãe do doente, estes sintomas desenvolveram-se há cerca de três anos e eram contínuos e aumentavam progressivamente. Não havia nenhum fator específico de agravamento ou de alívio.

2- Pergunte sobre a mudança de voz. A voz dele tinha um tom nasalado.

3- Outros sintomas do ouvido como surdez e corrimento. Queixava-se frequentemente de dores de ouvido, mas não tinha qualquer queixa relacionada com a audição.

4- Perguntar sobre a dor de garganta, odinofagia, etc. O doente tem ataques recorrentes de dor de garganta frequentemente associados a febre alta.

5- História de qualquer alergia. Não havia historial de asma ou de qualquer outra alergia.

Pontos importantes do exame clínico:

1- Exame físico geral. Mostrava uma boca aberta, incisivos proeminentes e narinas comprimidas (fig. 34.1). O resto do exame físico geral não apresentava observações.

2- Exame do nariz para detetar qualquer patologia como desvio do septo nasal, pólipo nasal, cornetos aumentados. Neste doente, o nariz estava congestionado com a presença de secreções muco-purulentas no nariz.

3- Verificar a patência nasal. A permeabilidade nasal estava quase ausente em ambos os lados.

4- Rinoscopia posterior. É normalmente muito difícil de realizar numa criança. Da mesma forma, esta criança também não colaborou na rinoscopia posterior.

5- Exame da cavidade oral e da orofaringe, especialmente das amígdalas palatinas e dos pilares fauciais. As amígdalas estavam congestionadas e ligeiramente aumentadas.

6- Exame do ouvido, nomeadamente do estado da membrana timpânica e dos testes do diapasão e da manobra de Valsalva. Não se verificou qualquer achado significativo aquando do exame.

7- Exame nasal e nasofaríngeo com endoscópio rígido, se disponível.

8- Palpação dos gânglios linfáticos cervicais, especialmente dos gânglios linfáticos jugulo-digástricos, que não eram palpáveis.

Diagnóstico:

Neste caso, o diagnóstico mais provável foi o de "adenóides aumentados".

Diagnóstico diferencial:

Todas as outras causas de obstrução nasal em crianças devem ser incluídas no diagnóstico diferencial, como desvio do septo nasal, pólipo nasal, corneto inferior hipertrofiado, corpo estranho ou rinolito, atresia das coanas, etc.

Investigações:

1- Radiografia dos tecidos moles da nasofaringe (vista lateral). Esta é a investigação mais importante para o diagnóstico de adenóides aumentadas. A via aérea nasofaríngea foi avaliada nesta vista, que mostrou adenóides grosseiramente aumentadas com apenas uma fenda como a via aérea nasofaríngea (Fig. 34.2).

2- Outras investigações de base para a anestesia geral quando planeada para cirurgia, como imagem completa do sangue, ESR, açúcar aleatório no sangue, urina D/R e raio-X do tórax (vista PA).

Tratamento:

O paciente foi submetido a uma adenoidectomia sob anestesia geral.

Foi efectuada uma intubação endotraqueal oral. Na posição de Rose, o Davis de Boyle

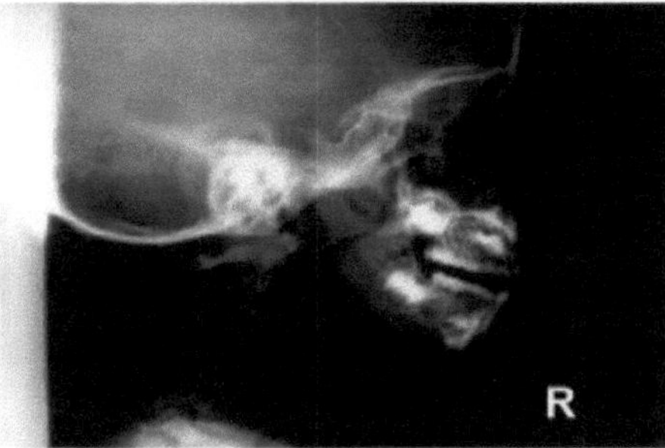

Fig. 34.2 Radiografia de tecidos moles da nasofaringe (vista lateral) mostrando adenóides aumentados com estreitamento das vias respiratórias

Aplicou-se uma mordaça e fez-se a palpação digital da nasofaringe, confirmando-se o aumento dos adenóides (fig. 34.3). Remoção das adenóides por cureta de adenóides.

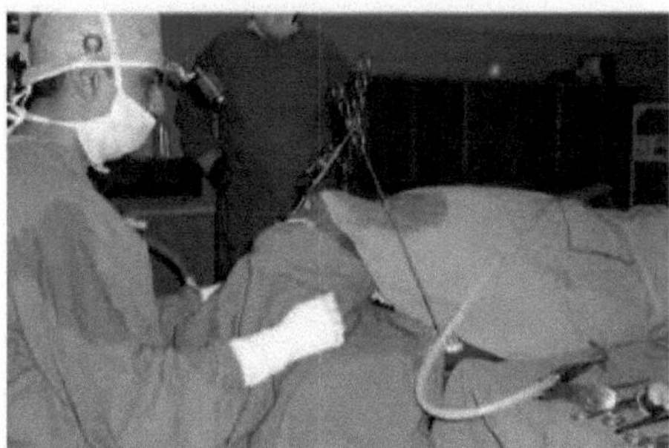

Fig. 34.3 Doente em posição de Rose com mordaça de Boyle Davis aplicada

Discussão:

As adenóides são amígdalas nasofaríngeas aumentadas e hipertrofiadas, suficientes para produzir sintomas. A amígdala nasofaríngea está presente na nasofaringe, na junção do seu teto com a parede posterior. É composta por cristas verticais de tecidos linfóides, separadas por fendas profundas e cobertas por epitélio colunar ciliado. Está presente à nascença, apresenta um aumento fisiológico e tende a atrofiar-se na puberdade. A hipertrofia suficiente para produzir sintomas ocorre mais frequentemente entre os três e os sete anos de idade. As alterações inflamatórias ocorrem nas adenóides em consequência de uma infeção isolada ou associada a rinite e amigdalite. A alergia do trato respiratório superior também pode contribuir para o aumento dos adenóides. Os sintomas do aumento dos adenóides são produzidos devido à obstrução respiratória e ao bloqueio da trompa de Eustáquio. Os sinais e sintomas dependem do tamanho relativo das adenóides em relação ao da nasofaringe.

TESTE-SE A SI PRÓPRIO

Lê o cenário clínico apresentado no início e responde às seguintes perguntas

1- Qual é o diagnóstico mais provável neste caso?

2- Quais são os diagnósticos diferenciais neste caso?

3- Que investigações ordenará neste caso?

4- Como é que vai tratar este caso?

5- Descrever brevemente as etapas da operação de adenoidectomia.

Caso 35

Cenário clínico

Um doente de 58 anos de idade, do sexo masculino, apresentou um crescimento na superfície interna da sua bochecha direita nos últimos 5 a 6 meses (fig. 35.1). Inicialmente era muito pequeno, mas aumentou de tamanho rapidamente e, nesse período, atingiu o tamanho atual.

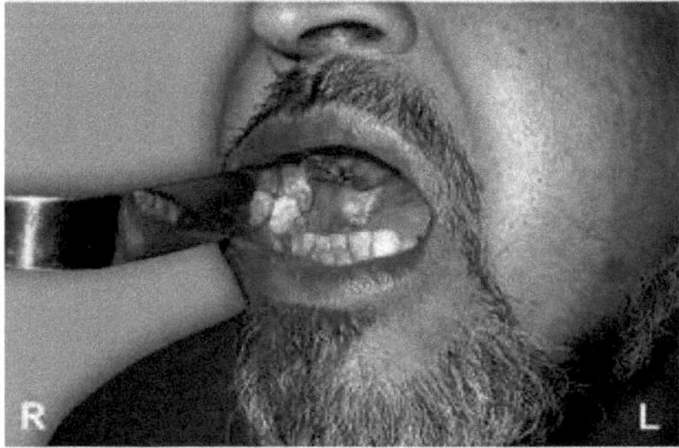

Fig. 35.1
Doente com um tumor na
face interna
da bochecha direita

Pontos importantes da história:

1- História pormenorizada sobre o crescimento. De acordo com o doente, estava presente nos últimos 5 a 6 meses e ele não sabia como tinha começado. Inicialmente era muito pequeno e ele ignorou-o. Em breve começou a aumentar de tamanho até à sua forma atual (fig. 35.1). Rapidamente começou a aumentar de tamanho até à sua forma atual (fig. 35.1). Não conhecia nenhum fator de agravamento ou de alívio e também não havia nenhum fator associado.

2- Qualquer história de dor no inchaço ou sensação de ardor na boca. Não havia história de dor no tumor ou na área circundante e não havia história de sensação de ardor na boca.

3- Qualquer historial de trauma na bochecha, especialmente devido a dentes afiados, etc. Não havia qualquer historial.

4- Qualquer historial de consumo de noz de escaravelho, frigideira, tabaco, tabaco ou álcool. Nos últimos 10 a 12 anos, costumava comer panelas com algum tabaco, mas em muito pouca quantidade, 2 a 3 panelas por dia. Não havia antecedentes de consumo de álcool ou de tabaco.

5- Qualquer historial de restrição da abertura da boca. Segundo ele, havia um certo grau de restrição da abertura da boca, especialmente após o início do crescimento.

6- Qualquer inchaço no pescoço ou abaixo da mandíbula. Não havia antecedentes.

7- Qualquer historial de febre, anorexia ou perda de peso. Não havia qualquer historial.

Pontos importantes do exame clínico:

1- Exame físico geral. O doente era uma pessoa de meia-idade, de estatura média e constituição ligeiramente obesa, totalmente orientada no tempo, no espaço e na pessoa. O pulso era de 80/minuto, a tensão arterial de 130/85 mm Hg., a frequência respiratória de 22/minuto e a temperatura de 98,6° F.

2- Exame do tumor. Existia um tumor na superfície interna da bochecha, de forma irregular, com 3x4 cm de tamanho no lado direito. A superfície era formada por várias pequenas projecções semelhantes a dedos, em parte brancas e em parte cor-de-rosa. As margens eram irregulares mas bem definidas e a mucosa adjacente estava ligeiramente congestionada e vermelha. À palpação, não era sensível, tinha uma consistência firme, sem endurecimento da área circundante ou da base e não havia hemorragia ao toque.

3- Exame dos gânglios linfáticos cervicais. Não havia nenhum gânglio linfático palpável no pescoço em nenhum dos lados.

4- Exame do resto da cavidade oral e da orofaringe. A higiene oral era satisfatória, os dentes estavam manchados com pan e a abertura da boca estava ligeiramente limitada.

5- Exame da hipofaringe e da laringe. Encontrava-se dentro dos limites normais.

Diagnóstico diferencial:

1- Tumores benignos como o papiloma escamoso, o fibroma, o hemangioma ou o granuloma piogénico, etc.

2- Tumores malignos como o carcinoma verrucoso, o carcinoma de células escamosas, o adnocarcinoma ou o carcinoma adenoide cístico, etc.

Investigações:

1- Biópsia por punção. Foi efectuada sob anestesia de superfície, tendo sido retirados tecidos de várias áreas do inchaço e enviados para exame histopatológico. O relatório histopatológico revelou um estroma fibroso coberto por células escamosas estratificadas com alguma infiltração de linfócitos. Não foram observadas características de malignidade. O diagnóstico foi de papiloma de células escamosas.

2- Ortopentomograma (OPG). Estava dentro dos limites normais.

3- Investigações de base para anestesia geral. Todos estavam dentro dos limites normais.

Diagnóstico:

O diagnóstico histopatológico neste caso foi de papiloma de células escamosas.

Tratamento:

O doente foi internado e planeou-se a excisão da tumefação sob anestesia geral. Foi efectuada uma excisão completa da tumefação com margens seguras a toda a volta e enviada para histopatologia. A área cruenta formada após a excisão tinha cerca de 5x5 cm e foi coberta com um enxerto de pele de espessura parcial (fig. 35.2). O relatório histopatológico da amostra após a cirurgia confirmou o diagnóstico pré-operatório. A recuperação pós-operatória do doente decorreu sem intercorrências. A cicatrização da área cirúrgica ocorreu completamente com mucosa normal (fig. 35.3).

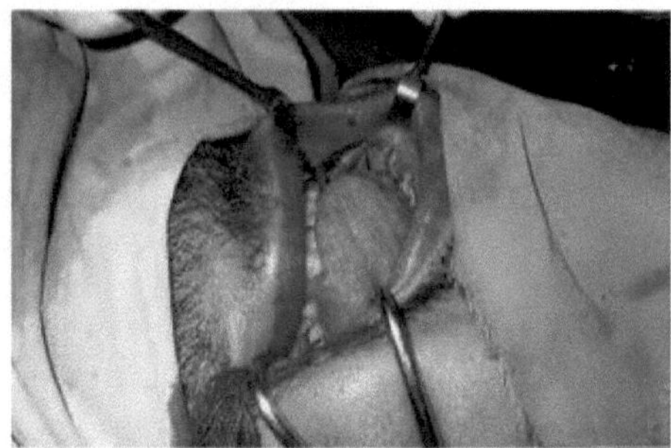

Fig. 35.2
Enxerto de pele de espessura parcial após
excisão do inchaço

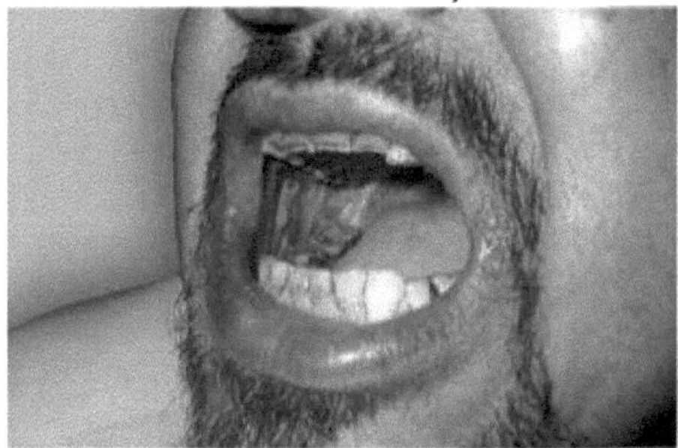

Fig. 35.3
Cicatrização completa da área cirúrgica
, observada após 4 semanas de cirurgia

Discussão:

O papiloma de células escamosas é um tumor benigno de origem epitelial. Apresenta-se normalmente como uma tumefação verrucosa, branca ou rosada, com processos semelhantes a dedos. Histologicamente, é constituído por epitélio estratificado de células escamosas suportado por um núcleo de tecido conjuntivo vascular. É tratado por excisão cirúrgica completa. A recorrência após a excisão cirúrgica completa é muito rara.

TESTE-SE A SI PRÓPRIO

Lê o cenário clínico apresentado no início e responde às seguintes perguntas
1- Qual é o diagnóstico mais provável neste caso?
2- Quais são os pontos importantes da anamnese deste doente?
3- Quais são os pontos importantes no exame clínico deste doente?
4- Como é que vai gerir este caso?

Caso 36

Cenário clínico

Um doente do sexo masculino, de 51 anos de idade, veio à consulta com queixas de uma úlcera/crescimento que não cicatrizava na superfície interna da bochecha esquerda nos últimos 3 a 4 meses. Tomou medicamentos do seu médico de família, mas sem qualquer alívio, antes pelo contrário, a úlcera estava a aumentar de dia para dia. Não havia história de dor ou febre, mas tinha perdido algum peso durante este período.

Pontos importantes da história:

1- História pormenorizada da úlcera/crescimento. De acordo com o doente, estava presente há 3 a 4 meses. Inicialmente era muito pequena e o doente ignorou-a. Em breve começou a aumentar de tamanho até à sua forma atual (fig. 36.1). Rapidamente começou a aumentar de tamanho até à sua forma atual (fig. 36.1). O doente não conhecia nenhum fator agravante ou atenuante e não havia nenhum fator associado.

2- Qualquer historial de dor no inchaço ou sensação de ardor na boca. Não havia antecedentes de dor no tumor ou na área circundante, mas o doente queixava-se de sensação de ardor na boca e não podia comer alimentos condimentados durante muito tempo.

3- Qualquer historial de trauma na bochecha, especialmente devido a dentes afiados, etc. Não havia qualquer historial.

4- Qualquer historial de consumo de noz de escaravelho, frigideira, tabaco, tabaco ou álcool. Costumava comer panelas com tabaco, cerca de 14 a 15 panelas por dia, durante os últimos 35 anos. Também costumava fumar 8 a 10 cigarros por dia durante aproximadamente o mesmo período. Não havia historial de consumo de álcool.

5- Qualquer historial de restrição da abertura da boca. Segundo ele, havia um certo grau de restrição da abertura da boca, especialmente após o início do crescimento.

6- Qualquer inchaço no pescoço ou abaixo da mandíbula. Não havia antecedentes.

7- Qualquer historial de febre, anorexia ou perda de peso. Não havia história de febre, mas ele tinha história de anorexia e perda de peso.

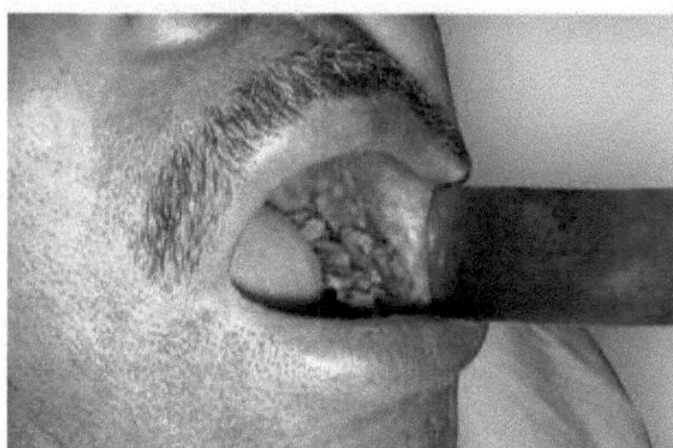

Fig. 36.1 Doente com um crescimento ulcerativo na superfície interna da bochecha esquerda

Pontos importantes do exame clínico:

1- Exame físico geral. O doente era uma pessoa de meia-idade, de estatura e constituição medianas, totalmente orientada no tempo, no espaço e na pessoa. O pulso era de 78/minuto, a tensão arterial de 140/85 mm Hg., a frequência respiratória de 22/minuto e a temperatura de 98,8° F.

2- Exame da lesão. Existia uma lesão ulcerativa na superfície interna da bochecha, de forma irregular, com cerca de 5 cm de tamanho no seu diâmetro máximo no lado esquerdo, atingindo o sulco gengival inferior. Posteriormente, atingia o limite posterior dos dentes. A superfície era irregular com ulceração e as margens também eram irregulares e mal definidas. A mucosa circundante apresentava uma fibrose submucosa acentuada e manchas de leucoplasia.

3- Palpação do tumor. À palpação, o tumor não era sensível, tinha uma consistência firme e um endurecimento acentuado da área circundante e da base. Não havia hemorragia ao toque.

4- Exame do resto da cavidade oral. Havia um trismo acentuado devido à fibrose da submucosa oral. A higiene oral era deficiente e os dentes estavam muito manchados com pan.

5- Exame dos gânglios linfáticos cervicais. Não havia nenhum gânglio linfático palpável no pescoço em nenhum dos lados.

6- Exame do nariz, hipofaringe e laringe. Encontrava-se dentro dos limites normais.

Diagnóstico diferencial:

1- Carcinoma de células escamosas

2- Outros tumores malignos como o adenocarcinoma, o carcinoma adenoide cístico ou o sarcoma

3- Doenças granulomatosas crónicas como a tuberculose e a sífilis.

4- Granuloma piogénico

5- Tumores benignos

Investigações:

1- Biópsia por punção. Foi efectuada sob anestesia de superfície, tendo sido retirados tecidos de várias áreas do inchaço e enviados para exame histopatológico. O relatório histopatológico revelou um carcinoma de células escamosas moderadamente diferenciado.

2- Ortopentomografia (OPG). Encontrava-se dentro dos limites normais, sem envolvimento da mandíbula pela doença.

3- Investigações para o estadiamento da doença, como radiografia do tórax (vista PA), ultrassonografia do abdómen. Estes exames estavam dentro dos limites normais.

4- Tomografia computorizada do pescoço e da cavidade oral. Não foi efectuada porque o doente não tinha meios para o fazer.

5- - Investigações de base para anestesia geral. Todos estavam dentro dos limites normais.

Diagnóstico:

O diagnóstico neste caso foi de carcinoma de células escamosas da bochecha esquerda. O estádio clínico da doença era $T\,N\,M_{300}$.

Tratamento:

O doente foi admitido e planeado para cirurgia. Como o paciente tinha um crescimento extenso de T_3 com restrição acentuada da abertura da boca, a excisão intra-oral não foi possível. Foi planeada uma incisão no lábio inferior para a excisão do tumor. Em segundo lugar, não havia nenhum gânglio linfático cervical clinicamente palpável, mas o tumor primário era muito extenso, pelo que também foi planeada uma dissecção selectiva do pescoço supra-omohióide. A Fig. 36.2 mostra a marcação pré-operatória da incisão utilizada. Foi efectuada a excisão completa do tumor primário com uma margem de segurança de 1 cm a toda a volta, juntamente com a dissecção selectiva do pescoço supra-omohióide (remoção dos gânglios linfáticos de nível I a III). A área cruenta da cavidade oral foi coberta com um enxerto de pele de espessura parcial dividida retirado da coxa. Foi aplicado um dreno e a ferida foi fechada em camadas (fig. 36.3). A amostra removida foi enviada para histopatologia, que confirmou novamente o diagnóstico de carcinoma de células escamosas moderadamente diferenciado. Todos os gânglios linfáticos removidos estavam isentos de malignidade. A recuperação pós-operatória decorreu sem intercorrências e o doente manteve-se bem e sem doença no período de seguimento.

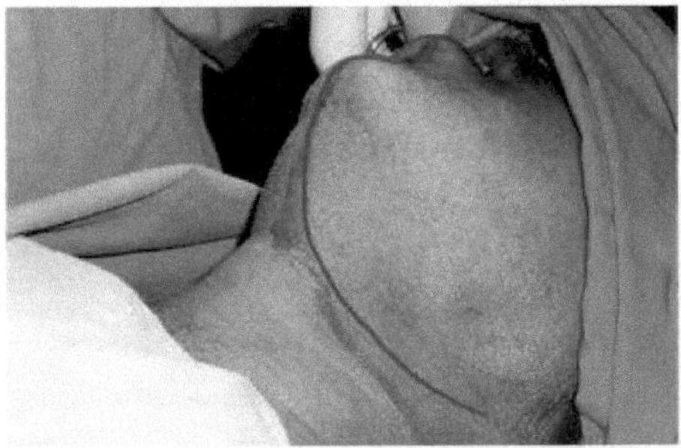

Fig. 36.2 Doente com marcação pré-operatória para a incisão cirúrgica

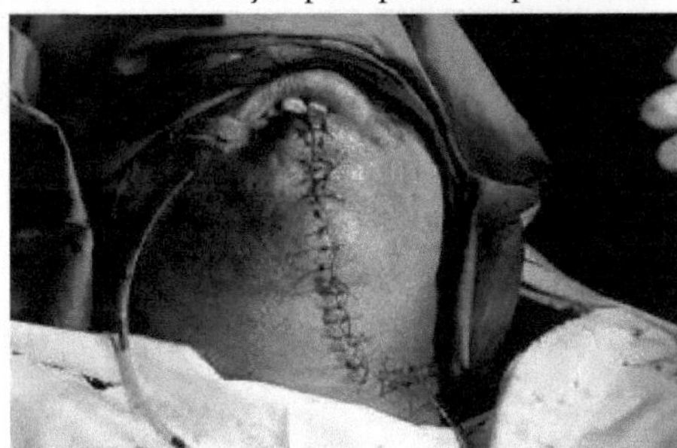

Fig. 36.3

Paciente após a conclusão da cirurgia com a ferida suturada

Discussão:

As neoplasias da cavidade oral são classificadas como benignas e malignas. A maioria dos tumores da cavidade oral são malignos. Entre os tumores malignos, o carcinoma de células escamosas representa cerca de 95% dos casos. Os restantes são os tumores das glândulas salivares, o linfoma e o melanoma.

A incidência do carcinoma espinocelular oral varia a nível mundial, mas a sua incidência na nossa região é muito elevada. Os factores etiológicos responsáveis por esta incidência mais elevada são o consumo de pan, chalia (noz de escaravelho) e tabaco em diferentes combinações. Os outros factores são o tabagismo, as deficiências alimentares e o consumo de álcool. O papel das deficiências alimentares não é exatamente conhecido, mas a deficiência de vitaminas do complexo B, de ferro e de outros antioxidantes pode ser responsável. Existe uma clara preponderância masculina com um pico de incidência na idade de 50 a 60 anos.

De acordo com a classificação da UICC (Union Internationale Center le Cancer), o estadiamento "T" do cancro oral é feito em função do tamanho do tumor:

T1 = tumor com menos de 2 cm de diâmetro máximo.

T2 = tumor entre 2 e 4 cm.

T3 = tumor entre 4 e 6 cm.

T4 = tumor com mais de 6 cm ou tumor de qualquer tamanho que se estenda a estruturas vizinhas como osso, músculos, nervos ou pele.

TESTE-SE A SI PRÓPRIO

Lê o cenário clínico apresentado no início e responde às seguintes perguntas

1- Qual é o diagnóstico mais provável neste caso?

2- Quais são os pontos importantes da anamnese deste doente?

3- Quais são os pontos importantes no exame clínico deste doente?

4- Que investigações são necessárias neste caso?

5- Como é que vai tratar este caso?

6- Quais são os factores etiológicos do carcinoma de células escamosas da cavidade oral?

7- Descrever a classificação TNM para o carcinoma oral?

Caso 37

Cenário clínico

Um doente do sexo masculino, de 42 anos de idade, apresentou um crescimento na superfície superior da língua durante os últimos 3 meses (fig. 37.1). Inicialmente era muito pequeno, mas aumentou de tamanho rapidamente. Era mastigador de panelas e fumador de "Hukka" nos últimos 25 anos.

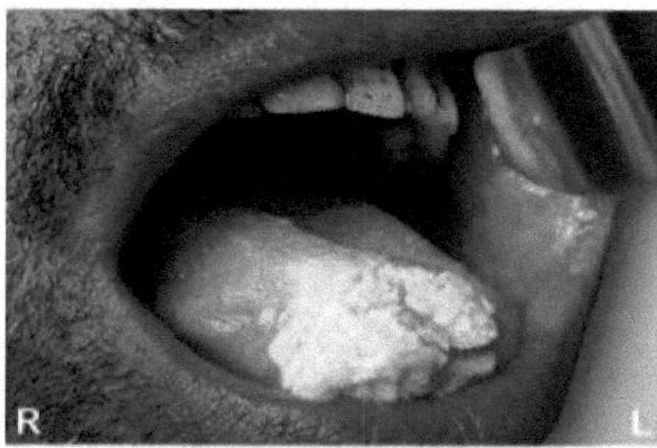

Fig. 37.1

Doente com um crescimento na língua envolvendo a superfície dorsal, a ponta e a margem lateral do lado direito

Pontos importantes da história:

1- História pormenorizada sobre o crescimento. De acordo com o doente, estava presente há 3 meses e ele não sabia como tinha começado. Inicialmente era muito pequeno, mas rapidamente começou a aumentar de tamanho até à sua forma atual (fig. 37.1). Não conhecia nenhum fator agravante ou atenuante e também não havia nenhum fator associado.

2- Qualquer historial de dor no inchaço ou sensação de ardor na boca. Não havia história de dor no tumor ou na área circundante, mas ele tinha história de sensação de ardor na boca.

3- Qualquer historial de consumo de noz de escaravelho, frigideira, tabaco, tabaco ou álcool. Costumava comer panelas com tabaco e foi fumador de "Hukka" durante os últimos 25 anos. Costumava comer 8-10 panelas por dia. Não há registo de consumo de álcool.

4- Qualquer inchaço no pescoço ou abaixo da mandíbula. Não havia antecedentes.

5- Qualquer historial de febre, anorexia ou perda de peso. Não havia qualquer historial.

Pontos importantes do exame clínico:

1- Exame físico geral. O doente era uma pessoa de meia-idade, de estatura e constituição medianas, totalmente orientado no tempo, no espaço e na pessoa. Os seus sinais vitais estavam dentro dos limites normais e o exame físico geral não apresentava qualquer resultado positivo.

2- Exame do tumor. Havia um tumor na língua que envolvia a superfície dorsal, a ponta e a margem lateral do lado direito e que também se estendia à superfície inferior. Tinha uma forma irregular, com um tamanho de 4x4 cm, e a superfície era irregular com algumas pequenas projecções semelhantes a dedos. As margens também eram irregulares mas bem definidas e a mucosa adjacente tinha um aspeto normal. À palpação, não era sensível, tinha uma consistência firme com endurecimento da área circundante e das estruturas mais profundas e não sangrava ao toque.

3- Exame dos gânglios linfáticos cervicais. Não havia nenhum gânglio linfático palpável no pescoço em nenhum dos lados.

4- Exame do resto da cavidade oral e da orofaringe. A higiene oral era deficiente, os dentes estavam manchados com pan e a abertura da boca estava ligeiramente limitada.

5- Exame da hipofaringe e da laringe. Encontrava-se dentro dos limites normais.

Diagnóstico diferencial:

1- Tumores benignos como o papiloma escamoso.

2- Tumores malignos como o carcinoma verrucoso ou o carcinoma de células escamosas.

Investigações:

1- Biópsia por punção. Foi efectuada sob anestesia superficial, tendo sido retirados tecidos de várias áreas do inchaço e enviados para exame histopatológico. O relatório histopatológico revelou um carcinoma verrucoso.

2- Investigações de base para anestesia geral. Todos estavam normais.

Diagnóstico:

O diagnóstico histopatológico neste caso foi de carcinoma verrucoso da língua. O estadiamento clínico foi T N M_{200} .

Tratamento:

O doente foi internado e planeado para uma glossectomia parcial sob anestesia geral. Procedeu-se à excisão completa da tumefação com margens seguras a toda a volta e ao encerramento primário. A amostra foi enviada para exame histopatológico, que confirmou o diagnóstico pré-operatório. A recuperação pós-operatória do doente decorreu sem intercorrências. O doente ficou livre da doença no período de seguimento.

Discussão:

O carcinoma de células escamosas é o tumor mais comum da cavidade oral e dos lábios. A incidência do carcinoma de células escamosas de acordo com os diferentes locais da cavidade oral é a seguinte

- Língua35%
Fronteira lateral 31%
    Dica2%
    Dorsal2%
- Pavimento da   boca30%
    Anterior25%
    Lateral5%

- Alvéolo inferior	15%
- Mucosa bucal	10%
- Alvéolo superior	5%
- Palato duro	3%
- Trigono retro-molar	2%

O carcinoma verrucoso é uma variante do carcinoma de células escamosas e tem um aspeto verrucoso ou papilar caraterístico, normalmente de cor acinzentada. Trata-se de um tumor maligno de baixo grau que raramente metastiza para os gânglios linfáticos regionais e nunca à distância. Tem um prognóstico muito bom e é tratado principalmente por excisão cirúrgica com margens seguras.

TESTE-SE A SI PRÓPRIO

Lê o cenário clínico apresentado no início e responde às seguintes perguntas

1- Qual é o diagnóstico mais provável neste caso?

2- Quais são os pontos importantes da anamnese deste doente?

3- Quais são os pontos importantes no exame clínico deste doente?

4- Como é que vai gerir este caso?

5- O que é o carcinoma verrucoso e qual é o seu prognóstico geral?

6- Qual é a incidência de carcinoma de células escamosas em diferentes locais da cavidade oral?

Caso 38

Cenário clínico

Um pai levou o seu filho de 4 anos às urgências com a queixa de que este tinha ingerido um corpo estranho (moeda) há 2 horas. Após a ingestão da moeda, queixava-se de dores na garganta e não conseguia engolir qualquer alimento.

Pontos importantes da história:

1- Qualquer história de falta de ar ou cianose. Neste caso, não havia qualquer antecedente.

2- Qualquer história de disfagia ou odinofagia. Neste caso, o doente não conseguiu engolir qualquer alimento ou líquido após a ingestão do corpo estranho. Antes deste incidente, a criança não apresentava sintomas.

Pontos importantes do exame clínico:

1- Exame físico geral. A criança estava completamente consciente, mas ligeiramente ansiosa e a respirar confortavelmente.

2- Exame dos sinais vitais. Todos estavam dentro dos limites normais.

3- Verificar se há cianose ou falta de ar. Não há cianose ou falta de ar.

4- Verificar se há desidratação. Os doentes não estavam desidratados.

5- Exame da garganta. Verificou-se uma acumulação de saliva na cavidade oral, mas não se registou qualquer achado significativo.

6- Verificar crepitação laríngea. Estava ausente.

7- Laringoscopia indireta. Não foi possível realizar a laringoscopia indireta porque o doente era uma criança ansiosa e não colaborante.

8- Auscultação do tórax. A auscultação do tórax não revelou qualquer resultado positivo.

Investigações:

1- Radiografia simples do tórax e pescoço (vista AP). Mostrava um corpo estranho circular radiopaco impactado na parte inferior do pescoço (fig. 38.1). Como o corpo estranho era uma moeda e na vista AP aparecia como circular, significa que estava impactado na hipofaringe (não na laringe). Para a localização de outros corpos estranhos, também é necessária uma radiografia simples em vista lateral para diagnosticar se se encontra na hipofaringe ou na laringe.

Diagnóstico:

Tratava-se de um caso de corpo estranho impactado (uma moeda) na hipofaringe.
Tratamento:
O doente foi internado no hospital e foi planeada a remoção de

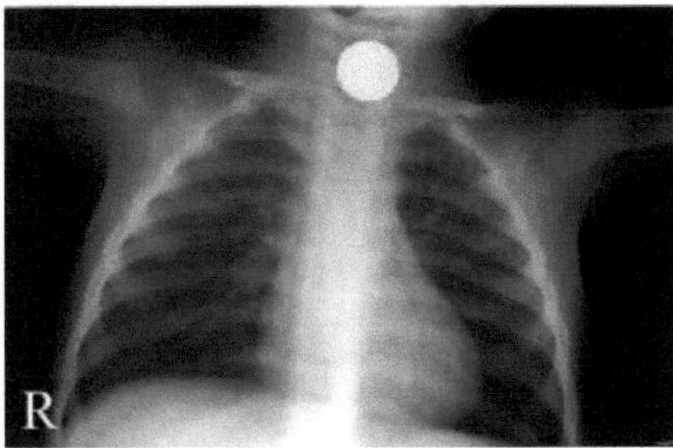

Fig. 38.1 Radiografia do tórax e pescoço (vista AP) mostrando um corpo estranho
circular radiopaco (moeda) impactado na hipofaringe

corpo (moeda) impactado na hipofaringe
corpo estranho através de endoscopia sob anestesia geral. Após a intubação endotraqueal, foi
passado um laringoscópio direto do tipo comissura anterior rígida e a hipofaringe foi
examinada (fig. 38.2). A moeda era visível, impactada no cricofaríngeo. O corpo estranho foi
removido com a ajuda de uma pinça de crocodilo. A recuperação pós-operatória decorreu sem
intercorrências e o doente teve alta hospitalar após 6 horas.

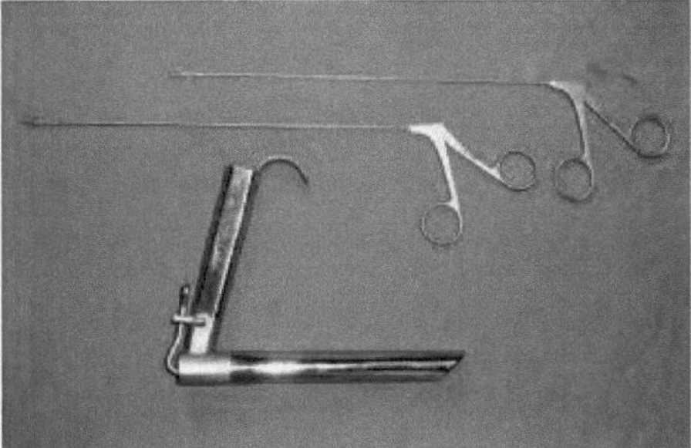

Fig. 38.2 Laringoscópio direto do tipo comissura anterior rígida com pinça de
crocodilo
Discussão:
A impactação de corpos estranhos na faringe e no esófago é bastante comum. As crianças são
as vítimas mais comuns, uma vez que têm tendência para colocar diferentes objectos na boca
e, durante as brincadeiras, esses objectos são impactados na garganta. Nos adultos, os corpos
estranhos podem ser impactados acidentalmente ou em doentes psicóticos, que se suicidam.
Os corpos estranhos mais comuns no trato digestivo são moedas, bolos alimentares
(normalmente carne), ossos, alfinetes e dentaduras, etc. É provável que os corpos estranhos do
trato digestivo sejam impactados quer no local de estreitamento anatómico quer, por vezes,
em estreitamentos patológicos como estenose, estenose ou neoplasia. O local mais comum de
impactação de corpos estranhos ingeridos é no esfíncter crico-faríngeo ou acima dele. Na

maioria dos casos, a remoção do corpo estranho é possível através de endoscopia rígida (laringoscopia ou esofagoscopia), dependendo do local de impactação.

TESTE-SE A SI PRÓPRIO

Lê o cenário clínico apresentado no início e responde às seguintes perguntas

1- Quais são os possíveis locais de impactação de um corpo estranho ingerido?
2- Qual é o local provável de impactação neste doente?
3- Como é que vai investigar este caso?
4- Como é que vai gerir este caso?

Caso 39

Uma rapariga de 8 anos de idade apresentava um inchaço no pavimento da boca, por baixo da língua, desde há alguns meses. Também se queixava de desconforto e dificuldade em mastigar e engolir desde há um mês devido ao inchaço. O exame clínico mostrou uma tumefação suave, macia e flutuante no pavimento da boca (fig. 39.1).

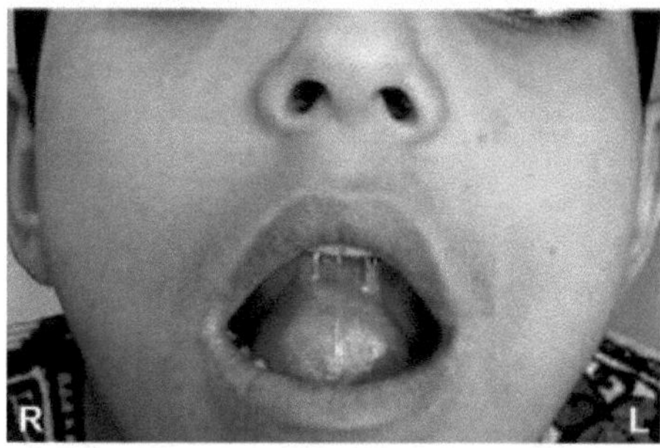

Fig. 39.1

Doente com um inchaço no pavimento da boca

Pontos importantes da história:

1- História pormenorizada do inchaço. De acordo com a paciente, ela notou este inchaço alguns meses antes, quando era muito pequeno. Depois começou a aumentar de tamanho de dia para dia.
2- Qualquer inchaço externo no pescoço, região sub-mental e sub-mandibular. Não havia inchaço externo.
3- Qualquer alteração no tamanho do inchaço em relação às refeições. Não se registou qualquer alteração.
4- Qualquer historial de dor no inchaço. Era indolor.
5- Qualquer historial de hemorragia ou descarga do inchaço. Não havia qualquer historial.
6- Qualquer historial de febre. Não havia historial de febre.

Pontos importantes do exame clínico:

1- Inspeção da tumefação. Havia uma tumefação única, lisa, de forma aproximadamente oval, ligeiramente azulada, com 4 cm de diâmetro máximo, no pavimento da boca (fig. 39.1).
2- Palpação da tumefação. Tratava-se de uma tumefação não sensível, mole, flutuante e não redutível.
3- Palpação bimanual do pavimento da boca. Nada de significativo.

4-   Exame dos movimentos da língua. Era normal.

5-   Palpação dos gânglios linfáticos cervicais. Não há gânglios linfáticos palpáveis.

Diagnóstico diferencial:

1-   Ranula

2-   Hemangioma

3-   Sialoadenite

Investigações:

1- Investigações de base para anestesia geral. Todos estavam normais.

Diagnóstico:

Tratava-se de um simples caso de rânula.

Tratamento:

O doente foi internado e planeado para marsupialização sob anestesia geral, onde o teto da rânula foi removido e o revestimento interno foi suturado com a mucosa oral. A recuperação pós-operatória decorreu sem intercorrências.

Discussão:

A rânula é um quisto de retenção no pavimento da boca que surge da glândula mucosa ou da glândula salivar submandibular ou sublingual ou dos seus ductos. Existem dois tipos de rânula:

1-   Rânula simples: O quisto de retenção está limitado ao pavimento da boca.

2-   Rânula mergulhante: O quisto pode estender-se para os tecidos do pescoço e apresentar-se externamente na região sub-mandibular ou sub-mental. Deve-se ao extravasamento do seu conteúdo para os tecidos moles abaixo do músculo milo-hióideo.

TESTE-SE A SI PRÓPRIO

Lê o cenário clínico apresentado no início e responde às seguintes perguntas

1-   Qual é o diagnóstico mais provável neste caso?

2-   Quais são os pontos importantes na anamnese e no exame clínico deste doente?

3-   Quais são os diagnósticos diferenciais neste caso?

4-   Como é que vai gerir este caso?

5-   O que é a rânula e quais são os seus diferentes tipos?

LARINGE E TRAQUEIA

Caso 40

Um homem de 38 anos, professor do ensino primário de profissão, veio à OPD com queixas de alteração da voz/rouquidão durante os últimos seis a sete meses. A rouquidão era contínua e aumentava lentamente de dia para dia. Não havia história definida de febre ou dor de garganta. Nunca tinha fumado na sua vida.

Pontos importantes da história:

1- Ocupação/abuso vocal. Havia um historial claro de abuso vocal, uma vez que ele era professor primário de profissão.

2- História pormenorizada da rouquidão. Segundo ele, o início da rouquidão foi insidioso. Era contínua e aumentava progressivamente. Era agravada pelo abuso vocal e aliviada, em certa medida, pelo repouso vocal. Não estava associada a dificuldade respiratória, estridor ou qualquer outro problema das vias respiratórias.

3- História de traumatismo ou cirurgia no pescoço. Não existia tal historial.

4- Tabagismo/álcool/exposição a produtos químicos ou fumos. Não era fumador e não tinha antecedentes de consumo de álcool ou de exposição a produtos químicos.

5- Antecedentes de tuberculose/ tuberculose na família. Não existem tais antecedentes.

6- Febre. Não havia historial de febre.

7- Perda de peso/anorexia/disfagia. No caso em apreço, não existia qualquer antecedente.

Pontos importantes do exame clínico:

1- Exame físico geral. O único achado positivo no exame físico geral foi a voz rouca.

2- Laringoscopia indireta. É muito importante examinar o interior da laringe, especialmente as cordas vocais. Este doente estava muito ansioso durante a laringoscopia indireta, pelo que as cordas vocais não puderam ser vistas.

3- Laringoscopia de fibra ótica flexível. Esta é muito útil, especialmente em pessoas ansiosas, onde a laringoscopia indireta é difícil. Na laringoscopia flexível, foram encontrados dois espessamentos nodulares na junção de um terço anterior e dois terços posteriores das cordas vocais verdadeiras. Ambas as cordas vocais apresentavam-se totalmente móveis.

4- Palpação dos gânglios do pescoço. Neste caso, não havia qualquer gânglio linfático cervical palpável.

5- Outros exames ORL. Estava dentro dos limites normais.

Diagnóstico:

O diagnóstico neste caso foi de nódulos vocais.

Diagnóstico diferencial:

As outras causas de rouquidão crónica devem ser consideradas no diagnóstico diferencial, como

1- Laringite crónica

2- Tuberculose laríngea

3- Granuloma de intubação

4- Tumor benigno da laringe, por exemplo, papiloma

5- Tumor maligno da laringe, por exemplo, carcinoma de células escamosas

6- Paralisia das cordas vocais, por exemplo, após cirurgia da tiroide, carcinoma broncogénico

7- Pólipo das cordas vocais

8- Laringocele

Investigações:

1- Investigações de base para anestesia geral quando planeada para cirurgia, tais como hemograma completo, VSR, glicemia aleatória, estudos de coagulação sanguínea, urina D/R e radiografia do tórax (vista PA). Todos estavam dentro dos limites normais.

Tratamento:

Após laringoscopia flexível e investigações de base, o doente foi planeado para microlaringoscopia e excisão dos nódulos vocais. O aspeto dos nódulos vocais na microlaringoscopia é mostrado na fig. 40.1. Na microlaringoscopia, foi utilizado um microscópio operatório com uma lente objetiva de 400 mm para ver e tratar a patologia laríngea sob ampliação (fig. 40.2). A excisão completa dos nódulos vocais foi efectuada ao microscópio. A recuperação pós-operatória do doente decorreu sem intercorrências. O doente foi aconselhado a repousar a voz durante 7 a 10 dias, juntamente com um antibiótico profilático de largo espetro. A voz do doente normalizou-se depois disso. Foi também aconselhado a evitar abusos vocais e gritos a partir de então.

Discussão:

É uma doença que ocorre em pessoas que utilizam a voz de forma excessiva, com esforço ou produção defeituosa. Também é designada por "cantor

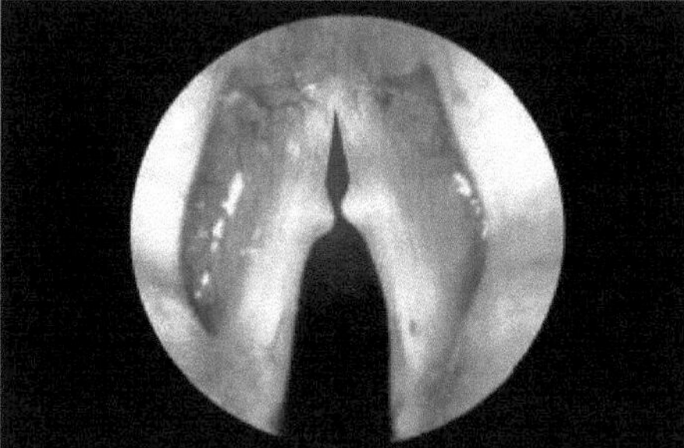

Fig. 40.1 Nódulos vocais vistos na microlaringoscopia

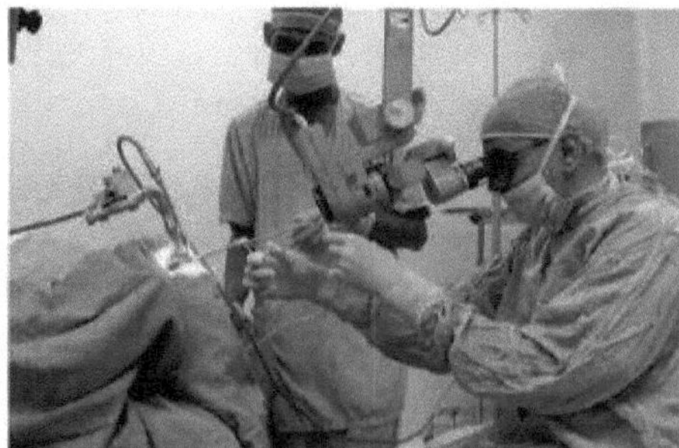

Fig. 40.2 Procedimento de microlaringoscopia

ou "nódulo do gritador". Esta condição é observada em cantores, professores, vendedores ambulantes, actores, etc. Também se observa em mães de crianças pequenas que gritam muito e em pessoas que falam com surdos. Por vezes, estas pessoas apertam a voz. Como resultado, forma-se um pequeno hematoma no ponto de maior impacto das cordas vocais. Devido a esforços repetidos, este hematoma pode organizar-se e formar espessamentos nodulares. Estes são sempre bilaterais, de cor branca acinzentada e situam-se na junção de um terço anterior e dois terços posteriores das cordas vocais verdadeiras.

TESTE-SE A SI PRÓPRIO

Lê o cenário clínico apresentado no início e responde às seguintes perguntas

1- Qual é o diagnóstico mais provável neste caso?
2- Quais são os diagnósticos diferenciais neste caso?
3- Como é que vai investigar este caso?
4- Como é que vai gerir este caso?
5- Qual é a patologia dos nódulos vocais?

Caso 41

Cenário clínico

Foi recebida uma chamada da UCI para a realização de uma traqueostomia numa doente de 29 anos que se encontra em respiração artificial (ventilador) há 4 dias com intubação endotraqueal (fig. 41.1). Há quatro dias, foi submetida a uma intervenção cirúrgica sob anestesia geral e desenvolveu hipoxia cerebral durante a anestesia, tendo ficado em ventilação artificial.

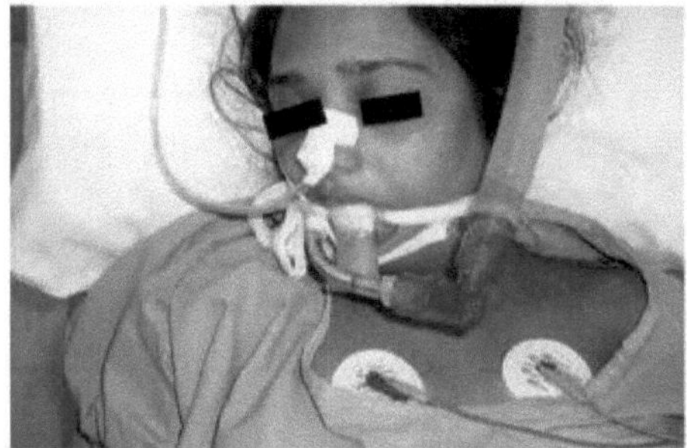

Fig. 41.1 Doente da UCI em ventilação artificial com tubo endotraqueal

Pontos importantes da anamnese e do exame clínico:

1- Avaliação clínica do tempo que o doente permanecerá no ventilador. Para uma ventilação artificial de curta duração, é preferível a intubação endotraqueal, mas para uma ventilação artificial prolongada (mais de 72 horas), é preferível a traqueostomia. Este doente já estava a ser entubado endotraquealmente nos últimos 4 dias e o período de tempo previsto para a recuperação ainda é desconhecido, pelo que deve ser efectuada uma traqueostomia neste doente.

2- O tubo endotraqueal, se permanecer durante muito tempo, provoca traumatismos nos lábios, na cavidade oral, na faringe, nas cordas vocais e na zona subglótica. Por isso, após a realização da traqueostomia e a remoção do tubo endotraqueal, deve procurar qualquer lesão nestas áreas.

Investigações:

Neste caso, não foi necessária qualquer investigação especial.

Tratamento:

O doente foi planeado para uma traqueostomia standard electiva no bloco operatório. Na presença de um anestesista, com toda a monitorização e ventilação artificial através de um tubo endotraqueal, o doente foi posicionado na mesa de operações com um saco de areia por baixo dos ombros e um anel de cabeça por baixo da cabeça. Foi administrada anestesia local e efectuada uma incisão horizontal dois dedos acima da incisura supraesternal, desde o bordo anterior de um músculo esternocleidomastóideo até ao outro. O retalho foi levantado, os músculos da alça foram separados na linha média, o istmo da tiroide foi retraído para baixo, a traqueia foi aberta e a cânula de traqueostomia Portex foi inserida (fig. 41.2 e 41.3). Antes de abrir a traqueia, foi pedido ao anestesista que retirasse o tubo endotraqueal e, após a inserção do tubo de traqueostomia, o circuito de ventilação foi ligado ao mesmo.

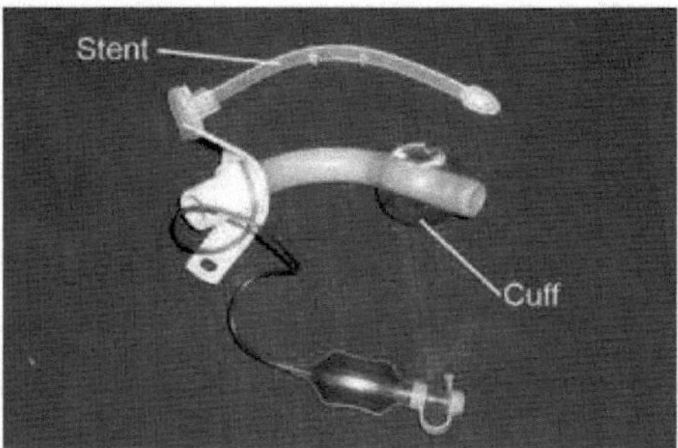

Fig. 41.2 Tubo de traqueostomia Portex com cuff

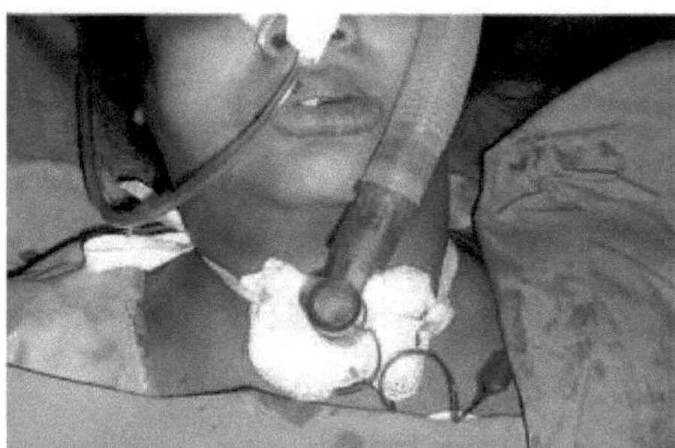

Fig. 41.3 Doente após traqueostomia

Discussão:

No doente comatoso da UCI em que é necessária uma traqueostomia, temos duas opções:

1- Traqueostomia standard no bloco operatório

2- Traqueostomia percutânea (TCP) na UCI

A deslocação do doente para o bloco operatório é difícil, uma vez que estes doentes já estão ligados ao ventilador. Para evitar este problema, temos a opção de efectuar uma traqueostomia percutânea na UCI. Neste doente, realizámos a traqueostomia no bloco operatório porque o kit PCT é caro e não estava disponível na altura. Na traqueostomia percutânea (TCP), primeiro é introduzido um fio-guia por via percutânea na traqueia e, em seguida, são introduzidos dilatadores de espessura progressiva através deste fio-guia, de modo a fazer um

orifício maior. Finalmente, quando o orifício é suficientemente grande, a cânula de traqueostomia é passada através do mesmo fio-guia. As vantagens da PCT são as seguintes
1- Não é necessário recorrer a uma sala de operações.
2- Os riscos de transferir esses doentes para o TO podem ser evitados.
3- Ferida mais pequena e mais estética.
4- Menor hemorragia operatória.
5- Menor probabilidade de infeção da ferida.
Mas este procedimento é perigoso nas seguintes situações e não deve ser efectuado:
1- Doentes com pescoço curto e grosso.
2- Goitre.
3- Doentes com menos de 15 anos de idade.
4- Doentes com traqueostomia prévia.
5- Pacientes previamente submetidos a cirurgia da laringe ou do pescoço.

TESTE-SE A SI PRÓPRIO

Lê o cenário clínico apresentado no início e responde às seguintes perguntas
1- Quais são as opções disponíveis neste doente para efetuar uma traqueostomia?
2- Descrever brevemente as etapas da operação de traqueostomia.
3- O que é a traqueostomia percutânea e quais são as suas vantagens?
4- Quais são as contra-indicações para a traqueostomia percutânea?

Caso 42

Cenário clínico

Um doente do sexo masculino, de 49 anos de idade, compareceu na consulta de medicina dentária com queixas de alteração da voz, dificuldade respiratória aos esforços e, por vezes, respiração ruidosa nos últimos 3 a 4 meses. Era fumador há 35 anos e consumia cerca de 20 a 25 cigarros por dia.

Pontos importantes da história:

1- História pormenorizada dos seus sintomas. De acordo com o doente, este encontrava-se no seu estado de saúde habitual há 3 ou 4 meses quando notou uma alteração na sua voz (rouquidão). O início da rouquidão foi insidioso e, inicialmente, ignorou-o, mas passado algum tempo começou a aumentar, pelo que consultou o seu médico de família, que lhe deu alguns medicamentos. A rouquidão era contínua e aumentava progressivamente, sem factores de agravamento ou de alívio definidos. Ao fim de algum tempo, o doente começou também a sentir dificuldade respiratória ou dispneia ao esforço e, por vezes, respiração ruidosa. A respiração era aliviada pelo repouso.

2- Qualquer historial de disfagia. Segundo o doente, não tinha dificuldade em engolir, mas por vezes sentia que algo estava a obstruir a garganta ou que havia algo na garganta.

3- Algum historial de febre, dor ou tosse. Não havia história de febre ou dor, mas ele tinha tosse intermitente.

4- Qualquer historial de anorexia ou perda de peso. Há alguns meses que tem antecedentes de anorexia e perda de peso.

5- Algum historial de inchaço no pescoço. Não havia qualquer historial.

6- Qualquer história de cirurgia anterior. Não havia historial de qualquer cirurgia no passado.

7- Qualquer historial familiar de doenças da garganta. O pai dele tinha um carcinoma da laringe e tinha sido operado há cerca de 20 anos.

8- Profissão do paciente e história de abuso vocal. O doente era eletricista e não havia história de abuso vocal.

Pontos importantes do exame clínico:

1- Exame físico geral. O doente era uma pessoa de meia-idade, de estatura média e constituição magra, totalmente orientada no tempo, no espaço e na pessoa. A sua voz era rouca e a respiração era difícil. Ao contar os números, não era capaz de contar mais de 5 ou 6 numa só respiração. O pulso era de 86 por minuto, a frequência respiratória de 24 por minuto, a temperatura de 98,7º F e a tensão arterial de 140/90 mm Hg. Não havia cianose, anemia ou outro achado positivo no exame físico geral.

2- Exame externo do pescoço. As cartilagens tiróideas apresentavam-se alargadas ou descaídas (fig. 42.1). A crepitação laríngea era positiva.

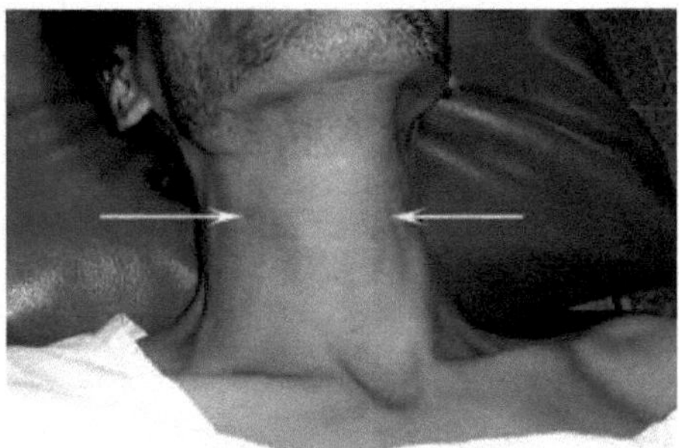

Fig. 42.1 Doente com alargamento ou abertura
das cartilagens tiróideas

3- Exame da cavidade oral e da orofaringe. Não havia nada de significativo.

4- Laringoscopia indireta. A laringoscopia indireta foi difícil com a epiglote saliente.

5- Laringoscopia direta flexível de fibra ótica. Mostrou um crescimento extenso no lado direito, envolvendo todo o comprimento da corda vocal verdadeira e estendendo-se tanto para cima como para baixo, envolvendo a região supra-glótica e sub-glótica. A corda vocal direita estava fixa e a via aérea estava comprometida devido ao crescimento (fig. 42.5).

6- Exame dos gânglios linfáticos cervicais. Não havia nenhum gânglio linfático cervical palpável.

7- Restante exame otorrinolaringológico e sistémico. Não se registou nenhum achado significativo.

Diagnóstico diferencial:

1- Carcinoma de células escamosas

2- Outro tumor maligno

3- Tumor benigno

4- Outras causas de rouquidão crónica

Investigações:

1- Laringoscopia direta e biopsia. Foi efectuada sob anestesia geral e todos os achados da laringoscopia flexível foram confirmados. Foram efectuadas biópsias por punção em várias áreas e enviadas para histopatologia, que revelou um carcinoma de células escamosas pouco diferenciado.

2- Tomografia computorizada do pescoço. Esta mostrava um crescimento extenso na laringe do lado direito, envolvendo a região supra-glótica, glótica e sub-glótica, causando um estreitamento acentuado das vias respiratórias (fig. 42.2).

3- Investigações para detetar metástases à distância, como radiografia do tórax (vista PA), ecografia do abdómen, etc. Todos estavam dentro dos limites normais.

4- Outras investigações de base, incluindo o quadro completo do sangue, perfil de coagulação, testes de função hepática, testes de função renal, electrólitos séricos, etc., estavam dentro dos limites normais. Todos estavam dentro dos limites normais.

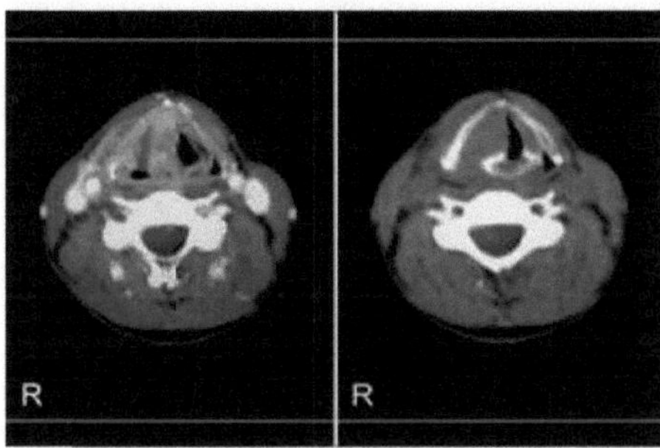

Fig. 42.2 Tomografia computadorizada do pescoço (vista axial) mostrando crescimento na laringe com estreitamento das vias aéreas

Diagnóstico:

Trata-se de um caso de carcinoma de células escamosas da laringe. O estadiamento clínico foi T N M_{400} .

Tratamento:

O doente foi planeado e preparado para uma laringectomia total sob anestesia geral. O paciente precisou de traqueostomia pré-operatória devido ao crescimento extenso, o anestesista não conseguiu passar o tubo endotraqueal. Foi utilizada a incisão de Gluck/Sorenson modificada em forma de "U" (fig. 42.3). Toda a laringe foi removida juntamente com o osso hioide e os músculos (fig. 42.4 e 42.5). A faringe foi reconstruída e a abertura traqueal foi suturada à pele. Foi aplicado um dreno e a ferida foi fechada em camadas. A recuperação pós-operatória decorreu sem intercorrências.

Discussão:

O carcinoma de células escamosas da laringe é comum e está entre a lista das dez doenças malignas mais comuns no Paquistão. Tem uma elevada taxa de cura e um bom prognóstico. O diagnóstico precoce e o tratamento correto permitem uma longa sobrevivência. O carcinoma da laringe tem uma clara preponderância masculina, mas a incidência por sexo varia a nível mundial. Nos países ocidentais, a incidência de carcinoma da laringe

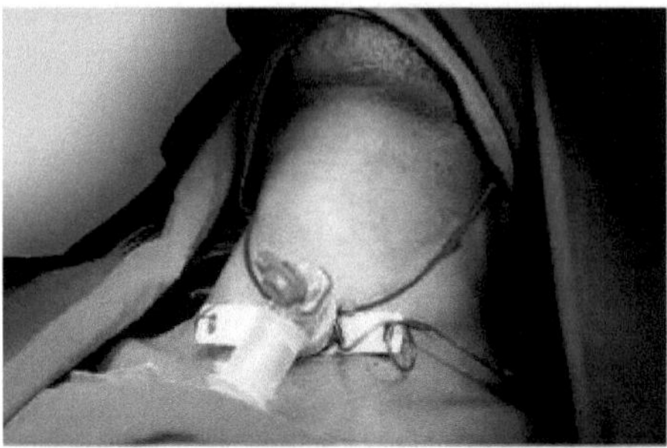

Fig. 42.3 Doente com marcação pré-operatória para a incisão de Gluck/Sorenson modificada em forma de "U

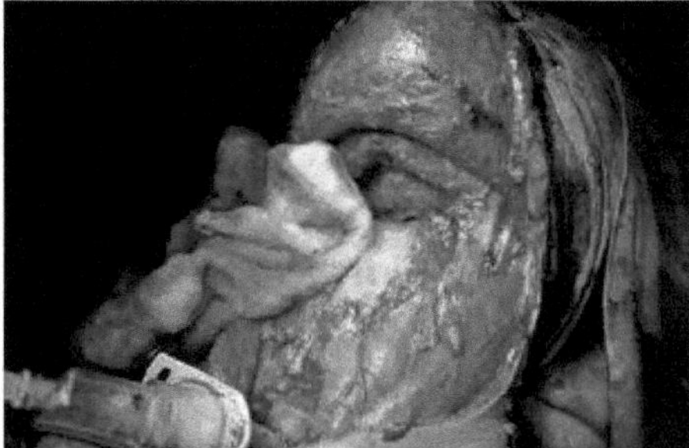

Fig. 42.4 Pescoço aberto do doente após remoção da laringe

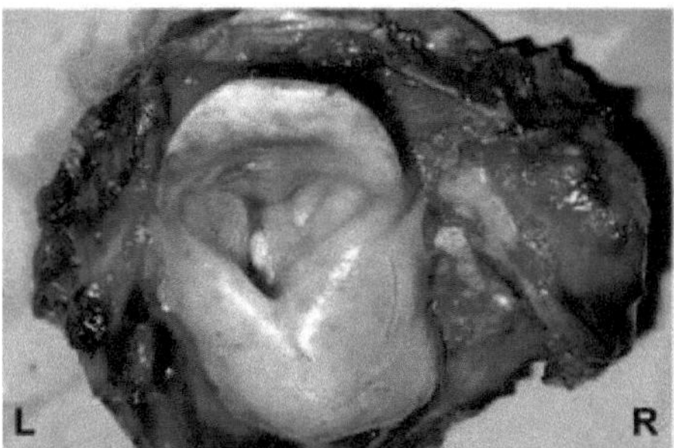

Fig. 42.5 Espécime da laringe após remoção mostrando crescimento no lado direito

O carcinoma nas mulheres está a aumentar, provavelmente devido aos hábitos tabágicos. A idade máxima de apresentação situa-se entre os quarenta e os sessenta anos. O carcinoma da laringe na infância é uma entidade rara. Tal como a maioria das outras doenças malignas, a etiologia do carcinoma da laringe é desconhecida. Foram descritos vários factores etiológicos possíveis. O tabagismo é considerado o fator etiológico mais importante. O risco é diretamente proporcional ao número de cigarros fumados por dia, à duração do consumo e à utilização de filtros. O tabaco sob outras formas, como a hukka, o berri, o tabaco de mascar, etc., também tem o mesmo efeito. O consumo de álcool é outro importante fator causal, especialmente nos países ocidentais. Outros factores, que estão associados ao aumento da incidência do carcinoma da laringe, incluem a poluição ambiental, o abuso vocal, a radiação no pescoço e a exposição profissional ao amianto e a alguns outros metais. No carcinoma da laringe infantil, a radiação é importante, uma vez que podem ocorrer alterações malignas na papilomatose laríngea juvenil tratada com radiação.

O carcinoma de células escamosas desenvolve-se não só a partir de áreas normalmente cobertas por epitélio escamoso, mas também pode surgir a partir de áreas que são revestidas por epitélio colunar ciliado e de transição. De acordo com o local de origem e o envolvimento, os carcinomas da laringe são classificados em:

1- Supra-glótico
2- Glótico
3- Sub-glótico
4- Transglótico

A maioria dos carcinomas desenvolve-se nas cordas vocais (carcinoma glótico), cerca de 76% do total de casos. A metade anterior da corda vocal é mais frequentemente afetada do que a metade posterior. O carcinoma supra-glótico surge em qualquer parte da supraglote e compreende cerca de 19%. Os que surgem da região subglótica são os carcinomas subglóticos, que são raros, cerca de 1-5% do total de casos. Os carcinomas transglóticos são lesões glóticas que invadem tanto a região supra-glótica como a região sub-glótica da laringe. Estes tumores têm uma extensão profunda, que atravessa verticalmente o ventrículo laríngeo para envolver duas ou mais áreas anatómicas.

TESTE-SE A SI PRÓPRIO

Lê o cenário clínico apresentado no início e responde às seguintes perguntas

1- Quais são os diagnósticos diferenciais neste caso?
2- Quais são os pontos importantes da anamnese e do exame clínico neste caso?
3- Como é que vai investigar este caso?
4- Como é que vai gerir este caso?
5- Quais são os factores etiológicos do carcinoma da laringe?
6- Qual é o local mais comum de origem do carcinoma da laringe?

Caso 43

Cenário clínico

Um menino de 3 anos de idade foi encaminhado do departamento de pediatria para parecer. Este menino começou por se queixar de tosse, febre e falta de ar há cerca de duas semanas, tendo-lhe sido diagnosticado um caso de infeção do trato respiratório inferior e tratado em conformidade. O estado melhorou com o tratamento, mas depois de parar de tomar os medicamentos voltou a desenvolver o mesmo estado. Foi efectuada uma radiografia simples do tórax (vista em PA), que mostrou um corpo estranho metálico radiopaco (um prego metálico) com impacto no brônquio principal esquerdo (fig. 43.1).

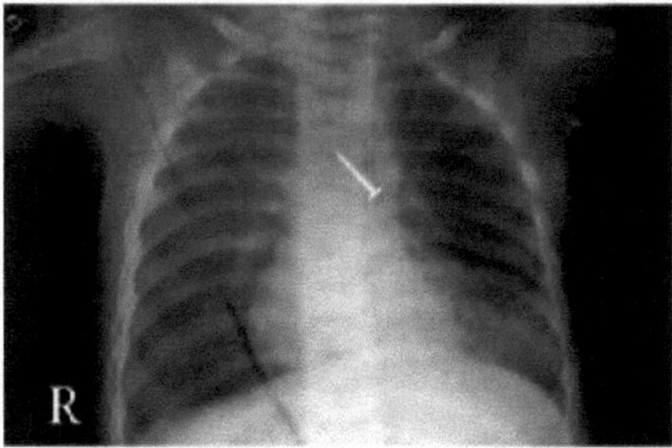

Fig. 43.1
Radiografia do tórax (vista em PA) mostrando um
corpo estranho radiopaco (prego metálico)
impactado no brônquio principal esquerdo

Pontos importantes da história:

1- Qualquer historial de ingestão de corpos estranhos. Segundo os pais, não havia antecedentes de ingestão de corpos estranhos. Estavam a decorrer obras em sua casa e a criança pode ter ingerido o corpo estranho na sua ausência.

2- Qualquer historial de ataque de asfixia. Não existia tal historial.

Pontos importantes do exame clínico:

1- Exame físico geral. A criança estava com um aspeto doente, mas totalmente consciente e orientada. O pulso era de 116 por minuto, a frequência respiratória era de 30 por minuto, a temperatura era de 101º F. Não havia cianose ou outro achado positivo no exame físico geral.

2- Inspeção do tórax. O movimento do tórax do lado esquerdo estava ligeiramente diminuído.

3- Auscultação do tórax. A entrada de ar estava reduzida no lado esquerdo com crepitações em todo o tórax.

4- Percussão do tórax. Apresenta uma nota ligeiramente baça no lado esquerdo do tórax em comparação com o lado direito.

Investigações:

1- Radiografia simples do tórax (vista em PA). Já tinha sido efectuada e mostrava um corpo estranho radiopaco (prego metálico) no brônquio principal esquerdo com marcação vascular proeminente (fig. 43.1).

2- Investigações de base para anestesia geral. Todos estavam dentro dos limites normais.

Diagnóstico:

Tratou-se de um caso de corpo estranho impactado (prego metálico) no brônquio principal esquerdo.

Tratamento:

O doente foi internado e foi planeada a remoção do corpo estranho através de broncoscopia sob anestesia geral. Foi imediatamente iniciado um antibiótico parentérico de largo espetro, juntamente com outro tratamento de apoio. Foi pedida a opinião do anestesista sobre a sua aptidão e planeada uma broncoscopia electiva para o dia seguinte. O broncoscópio foi introduzido na traqueia até à abertura do brônquio principal esquerdo, que apresentava edema acentuado e tecidos de granulação. Com alguma manipulação, tornou-se visível um corpo estranho que foi removido com uma pinça de crocodilo. A recuperação pós-operatória decorreu sem intercorrências, o doente permaneceu no hospital durante dois dias e o seu estado melhorou muito durante este período.

Discussão:

A maior parte dos corpos estranhos que entram no trato respiratório passam pela laringe e alojam-se na traqueia ou sobretudo nos brônquios. O brônquio do lado direito está mais envolvido do que o do lado esquerdo, porque o brônquio direito é mais largo e está mais alinhado com a traqueia. As características clínicas do impacto de um corpo estranho no trato respiratório dependem do local de impactação, do tamanho e da natureza do corpo estranho. A tosse e a dispneia podem estar presentes inicialmente na altura do acidente. Os corpos estranhos vegetativos, como a chalia e o amendoim, produzem uma reação inflamatória intensa na mucosa. Podem estar presentes sintomas de traqueo-bronquite aguda. Pode ocorrer enfisema, atelactasia, abcesso pulmonar, pneumonia ou mesmo colapso pulmonar. Os corpos estranhos não vegetativos, como apito, agulha, peças metálicas, etc., podem permanecer silenciosos durante algum tempo devido a uma reação inflamatória local mínima. A atelactasia ocorre se o corpo estranho obstruir completamente o lúmen. Em caso de obstrução parcial, pode desenvolver-se enfisema obstrutivo.

O corpo estranho radiopaco pode ser visto numa radiografia simples. O corpo estranho radiolúcido, especialmente vegetativo, pode produzir alterações na radiologia devido a reação inflamatória ou obstrução. Podem ser observados enfisema, pneumonia, colapso pulmonar e alterações bronquíticas.

A remoção do corpo estranho traqueal e brônquico é efectuada através de uma broncoscopia rígida. A broncoscopia rígida é efectuada sob anestesia geral, sendo preferível utilizar um tubo endotraqueal de pequeno lúmen. O doente é colocado em posição supina com flexão das vértebras cervicais e extensão da cabeça

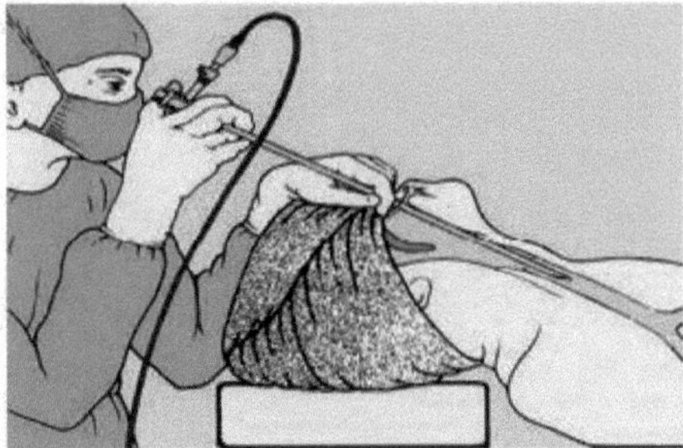

Fig. 43.2

Procedimento de broncoscopia

na articulação atlanto-occipital. Isto faz com que o eixo laringo-traqueal fique alinhado com o eixo oral (fig. 43.2). O broncoscópio é segurado na mão direita e introduzido na laringe através da boca. O broncoscópio é então avançado e toda a árvore traqueo-brônquica é examinada. O corpo estranho pode ser removido através do broncoscópio rígido, segurando-o com uma pinça de crocodilo. Se o corpo estranho for grande e não for possível passá-lo através do broncoscópio, o broncoscópio também é retirado juntamente com o corpo estranho.

TESTE-SE A SI PRÓPRIO

Lê o cenário clínico apresentado no início e responde às seguintes perguntas

1- Qual é o local provável de impactação do corpo estranho neste doente?

2- Como é que vai gerir este caso?

3- Quais são as características clínicas do corpo estranho impactado na traqueia ou nos brônquios?

4- Como é que o corpo estranho é removido da traqueia ou dos brônquios?

5- Descrever as etapas do procedimento de broncoscopia rígida.

CABEÇA E PESCOÇO

Caso 44

Um doente do sexo masculino, de 42 anos de idade, tinha antecedentes de extração dentária do maxilar inferior esquerdo há cerca de 5 dias. Apresentou-se na consulta de medicina dentária com queixas de inchaço doloroso e vermelhidão por baixo do queixo e do maxilar inferior, que começaram há três dias e aumentaram rapidamente nos últimos dois dias. Os resultados do exame externo são mostrados na fig. 32.1.

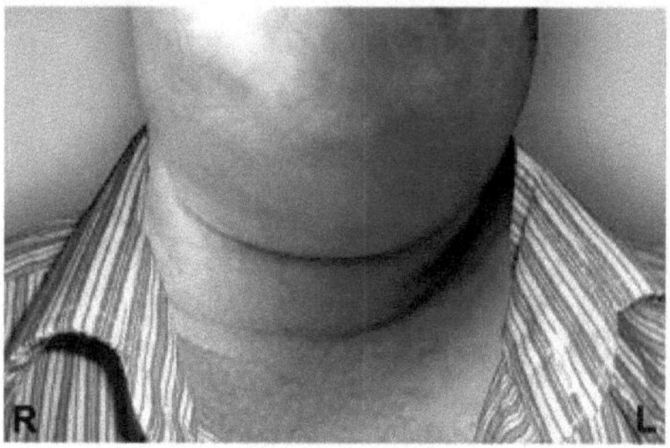

Fig. 32.1

Paciente com edema e vermelhidão acentuados na região sub-mental e sub-mandibular, mais do lado esquerdo

Pontos importantes da história:

1- História pormenorizada do inchaço. Segundo o doente, notou um inchaço doloroso no pavimento da boca e por baixo da mandíbula há três dias. O inchaço aumentou rapidamente no dia seguinte, juntamente com uma dor intensa. Não havia qualquer fator de agravamento ou de alívio do inchaço. Estava associado a dor à deglutição e salivação excessiva.

2- História pormenorizada da dor. A dor começou antes do inchaço. Inicialmente era ligeira, mas rapidamente se tornou moderada a grave. Era contínua, de natureza cortante e localizada. Agravava-se ao engolir e aliviava em certa medida com a toma de analgésicos.

3- Qualquer historial de febre. O doente tinha antecedentes de febre sem rigores, com cerca de 101 a 102° F.

4- História pormenorizada do seu problema dentário. De acordo com o paciente, ele tinha problemas dentários em vários dentes. Desenvolveu dor e inchaço à volta das gengivas num dente do lado inferior esquerdo, pelo que consultou um dentista. A extração do dente foi feita há cinco dias.

5- Qualquer historial de dificuldade respiratória, dispneia ou estridor. Não havia qualquer historial.

Pontos importantes do exame clínico:

1- Exame físico geral. O doente era uma pessoa de meia-idade, de estatura média e constituição ligeiramente obesa, com um aspeto doente mas totalmente orientado no tempo, no espaço e na pessoa. O pulso era de 100/minuto, a tensão arterial de 130/85 mm Hg., a frequência respiratória de 22/minuto e a temperatura de 100,8° F.

2- Exame externo do pescoço. Apresentava uma tumefação generalizada envolvendo a região sub-mental e sub-mandibular em ambos os lados, mas mais acentuada no lado esquerdo (fig. 32.1). A pele sobre a tumefação era lisa, vermelha e congestionada. As margens da tumefação eram mal definidas. Não havia pulsação, corrimento, sinusite, hiperpigmentação ou redutibilidade. A temperatura à palpação era elevada sobre a tumefação. Era sensível, firme, não flutuante, liso e com margens mal definidas. A transiluminação foi negativa.

3- Exame da cavidade oral e da garganta. Mostrou restrição do movimento da língua com inchaço no pavimento da boca. A cavidade oral também apresentava saliva acumulada. Havia sinais de extração dentária no primeiro molar do lado inferior esquerdo, com inchaço à volta das gengivas.

4- Palpação bimanual. Não foi efectuada devido a dores fortes.

5- Quaisquer sinais de dificuldade respiratória, dispneia, cianose ou estridor. Todos estavam ausentes.

6- Os restantes exames ORL estavam dentro dos limites normais.

Diagnóstico:

O diagnóstico neste caso foi de angina de Ludwig.

Investigações:

1- Imagem completa do sangue. Mostrou um aumento da contagem total de glóbulos brancos com 80% de neutrófilos.

Tratamento:

O doente foi internado no hospital para tratamento e observação adicionais. Foram iniciados antibióticos parenterais (amoxicilina com ácido clavulânico e metronidazol) juntamente com analgésicos e anti-inflamatórios. O doente registou uma melhoria acentuada em 48 horas. Recebeu alta medicado por via oral, com uma recuperação sem intercorrências.

Discussão:

A angina de Ludwig é a infeção do espaço submandibular. Este espaço é delimitado acima pela membrana mucosa do pavimento da boca e da língua e abaixo pela fáscia profunda que se estende desde o hioide até à mandíbula. É dividido em dois compartimentos pelo músculo milo-hióideo:

2- Sub-lingual: Situa-se acima do músculo milo-hióideo.

3- Sub-maxilar e sub-mental: situa-se abaixo do músculo milo-hióideo.

Em cerca de 80% dos casos, a infeção chega a este espaço por extensão da infeção da raiz dentária. As outras causas são a sialadenite submandibular, lesões penetrantes do pavimento da boca e fracturas mandibulares. A maioria das infecções deste espaço é causada por uma mistura de organismos aeróbios e anaeróbios. Os organismos mais comuns responsáveis são os estreptococos, os estafilococos, a E. coli e os bacteróides.

Se a angina de Ludwig não for tratada corretamente, pode dar origem às seguintes complicações:

1- Edema da laringe

2- Mediastinite

3- Infeção do trato respiratório inferior

4- Abcesso parafaríngeo

5- Abcesso retro-faríngeo

TESTE-SE A SI PRÓPRIO

Lê o cenário clínico apresentado no início e responde às seguintes perguntas

1- Qual é o diagnóstico neste caso?

2- Quais são os pontos importantes da anamnese deste doente?
3- Quais são os pontos importantes no exame clínico deste doente?
4- Como é que vai gerir este caso?
5- Qual é a patologia da angina de Ludwig?
6- Quais são os limites e os compartimentos do espaço submandibular?
7- Que complicações podem ocorrer se a angina de Ludwig não for tratada precocemente?

Caso 45

Um rapaz de 17 anos apresentou-se com uma tumefação na face lateral do pescoço do lado esquerdo (fig. 45.1). Segundo ele, esta tumefação estava presente desde a infância, mas não lhe causava problemas porque era muito pequena e indolor, mas nos últimos dois anos tinha aumentado de tamanho. Há dois meses, foi submetido a uma incisão e drenagem sob anestesia local pelo seu médico de família, mas o inchaço reapareceu rapidamente.

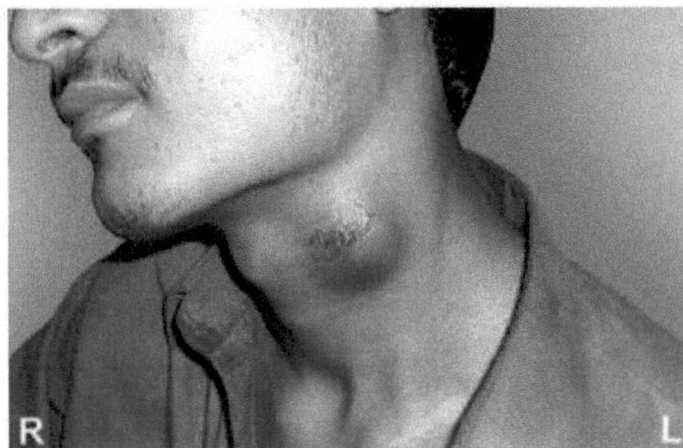

Fig. 45.1

Doente com tumefação na face lateral do pescoço, do lado esquerdo, com vermelhidão da pele sobrejacente

Pontos importantes da história:

1- História pormenorizada sobre o inchaço. De acordo com o doente, este inchaço estava presente desde a infância e ele não sabia como tinha começado. Inicialmente, era muito pequeno e pouco visível para os outros e manteve-se pequeno durante muito tempo. Há dois anos, começou a crescer muito lentamente e, durante esse período, tornou-se grande, atingindo o seu tamanho atual. Não havia qualquer fator de agravamento ou de alívio e não estava associado a qualquer outra queixa.

2- Qualquer historial de dor. O doente referiu que inicialmente não tinha dores, mas à medida que o inchaço aumentava de tamanho sentia ocasionalmente uma dor localizada ligeira no inchaço. Após a incisão e a drenagem da tumefação, o doente desenvolveu dor recorrente na tumefação, de gravidade ligeira a moderada.

3- Qualquer historial de febre. Não havia história definida de febre, mas ocasionalmente sentia o corpo quente nos últimos dois meses.

4- História pormenorizada sobre o procedimento cirúrgico. Segundo ele, consultou o seu médico de família sobre o inchaço, que efectuou uma incisão e drenagem sob anestesia local. Saiu um pouco de material espesso e amarelado e o inchaço desapareceu durante algum tempo, mas passados alguns dias começou novamente a crescer e ficou do mesmo tamanho que antes. Também notou vermelhidão da pele sobre o inchaço e tem dores recorrentes após a cirurgia.

Pontos importantes do exame clínico:

1- Exame da tumefação. Uma tumefação arredondada, lisa e única, com 5 cm de diâmetro, estava presente na face lateral do pescoço, no lado esquerdo, mesmo no bordo anterior do

117

músculo esternocleidomastóideo, perto do seu meio (fig. 45.1). As margens da tumefação eram bem definidas. A pele sobre a tumefação estava avermelhada com uma marca de cicatriz de cirurgia anterior. Não havia pulsação, descarga, abertura ou sinusite, redutibilidade, aumento de tamanho com a tosse e movimento da tumefação com a deglutição. A temperatura sobre a tumefação estava ligeiramente elevada e havia sensibilidade. A pele sobre a tumefação era móvel e a própria tumefação também era móvel na direção vertical e horizontal. A tumefação tinha uma consistência mole a firme e a transiluminação era positiva.

2- Exame da garganta, nariz e ouvidos. Tudo estava dentro dos limites normais.

Diagnóstico diferencial:

As seguintes condições devem ser consideradas no diagnóstico diferencial de um inchaço de longa duração na zona lateral do pescoço:

1- Cisto branquial
2- Cisto epidermoide
3- Linfadenopatia
4- Nódulo da tiroide
5- Tumor do espaço parafaríngeo

Investigações:

1- Ecografia do pescoço. Revelou a presença de um quisto de paredes espessas com 6 cm de diâmetro máximo. A glândula tiroide estava separada do inchaço e era normal em tamanho e textura.

2- Citologia aspirativa por agulha fina. O aspirado consistia principalmente num líquido de cor palha que continha poucos linfócitos.

3- Investigações de base para anestesia geral. Todos estavam dentro dos limites normais.

Diagnóstico:

O diagnóstico deste caso foi um cisto branquial.

Tratamento:

Foi planeada a excisão do quisto branquial sob anestesia geral. Foi efectuada uma incisão horizontal sobre o inchaço e os retalhos cutâneos, incluindo o músculo platisma, foram levantados acima e abaixo. A fáscia profunda foi cortada anteriormente ao músculo esternocleidomastoideu e o músculo foi retraído posteriormente. O quisto foi separado da zona circundante e completamente removido. A ferida foi fechada em camadas.

Discussão:

O quisto branquial é também conhecido como quisto cervical lateral. Está normalmente presente na parte lateral do pescoço, profundamente ao músculo esternocleidomastóideo, na junção do terço superior com o terço inferior. A origem do quisto branquial é discutível e existem quatro teorias de origem:

1- Teoria do aparelho branquial
2- Teoria do seio cervical
3- Teoria do ducto timofaríngeo
4- Teoria da inclusão

O quisto branquial é maioritariamente revestido por epitélio escamoso estratificado e contém líquido de cor palha com cristais de colesterol. Em 80% dos casos, a parede do quisto contém tecidos linfóides. Os homens são ligeiramente mais afectados do que as mulheres (proporção de 3:2). O pico de incidência etária para a apresentação do quisto branquial é a terceira década. A maioria está presente no clássico pescoço lateral superior, mas alguns também estão presentes na parte inferior do pescoço, na parótida e no triângulo posterior do pescoço.

Lê o cenário clínico apresentado no início e responde às seguintes perguntas

1- Qual é o diagnóstico mais provável neste caso?

2- Quais são os diagnósticos diferenciais neste caso?

3- Como é que vai gerir este caso?

4- Quais são as teorias de origem do quisto branquial?

5- Qual é a posição clássica do quisto branquial no pescoço?

Caso 46

Cenário clínico

Um doente do sexo masculino, de 28 anos de idade, apresentou-se com a queixa de que, há três dias, durante o almoço, uma espinha de peixe afiada penetrou na parede posterior da garganta, sendo visível metade da mesma na garganta. Foi ao médico de família que removeu o corpo estranho. Após a remoção, sentiu algum desconforto na garganta, que aumentou no dia seguinte. Passados dois dias, o doente tinha dores fortes na garganta e dificuldade em engolir.

Pontos importantes da história:

1- História pormenorizada da dor. De acordo com o doente, sentiu desconforto na garganta após a remoção do corpo estranho e, no dia seguinte, a dor aumentou para moderada. A dor era contínua, localizada, de carácter baço, sem irradiação para qualquer local, aumentando progressivamente e tornando-se grave no dia seguinte.

2- História pormenorizada da dificuldade em engolir. Segundo ele, no dia seguinte à remoção do corpo estranho, desenvolveu uma dificuldade em engolir que aumentou rapidamente e não conseguia comer nada, nem sequer engolir a sua própria saliva.

3- Qualquer historial de febre. Teve febre sem rigores durante o último dia. De manhã, verificou a temperatura corporal e esta era de 101º F.

4- Algum historial de inchaço no pescoço. Não havia qualquer historial.

5- Qualquer história de incapacidade de abrir a boca (trismo). Não existem antecedentes.

6- Qualquer história anterior de dores de garganta recorrentes. Ele não tinha esse problema.

7- Qualquer historial de diabetes mellitus ou qualquer outro estado imunitário comprometido.

Não era diabético e era saudável.

8- Qualquer história de dor ou restrição dos movimentos do pescoço. Não existia qualquer queixa nesse sentido.

9- Qualquer história de dispneia, estridor ou alteração da voz. A sua voz ficou abafada após o início do problema.

Pontos importantes do exame clínico:

1- Exame físico geral. O doente era um jovem do sexo masculino com um aspeto doente e letárgico, mas totalmente orientado. O pulso era de 108/minuto, a tensão arterial de 115/80 mm Hg, a temperatura de 101,8º F e a frequência respiratória de 20/minuto. A sua voz estava abafada.

2- Exame da cavidade oral e da garganta. A sua higiene oral era deficiente, com acumulação de saliva na boca. Havia uma protuberância suave na parede posterior da faringe. As amígdalas, os pilares, o palato mole e outras zonas eram normais.

3- Exame do pescoço. Não havia inchaço no pescoço. Cervical

Os gânglios linfáticos não eram palpáveis. Os movimentos do pescoço eram normais.

4- Laringoscopia indireta. Não foi efectuada devido a dores na garganta.

Diagnóstico diferencial:

1- Abcesso retrofaríngeo

2- Abcesso parafaríngeo

3- Quinsy

4- Amigdalite/faringite aguda

5- Outras causas de dor de garganta aguda

Investigações:

1- Radiografia simples do pescoço (vista lateral). Mostrava alargamento do espaço pré-vertebral com empurrão da laringe e da traqueia anteriormente (fig. 46.1). Não era visível qualquer nível de fluido de ar.

2- Imagem completa do sangue. Apresenta uma leucocitose acentuada de 24.000/mm^3 com 85% de neutrófilos.

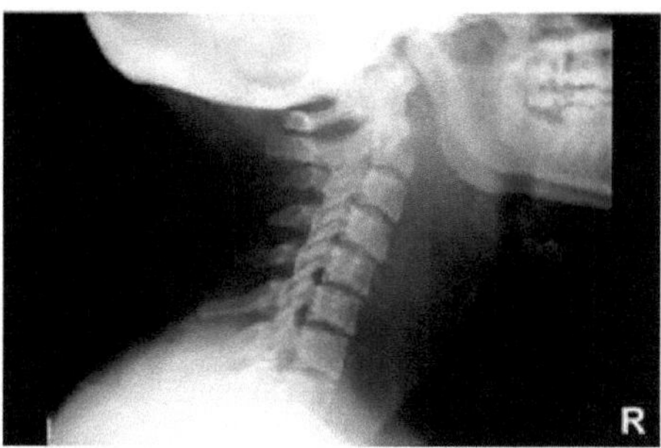

Fig. 46.1

Radiografia simples do pescoço (vista lateral) mostrando um alargamento acentuado do espaço pré-vertebral

Diagnóstico:

Tratava-se de um caso de abcesso retrofaríngeo agudo.

Tratamento:

O doente foi internado para incisão e drenagem de um abcesso retrofaríngeo. O doente estava muito ansioso e não estava disposto a submeter-se a este procedimento sob anestesia local, pelo que foi efectuado sob anestesia geral. A intubação endotraqueal era difícil, com risco de rutura espontânea do abcesso, pelo que o tubo foi passado com precaução. Foi efectuada uma incisão vertical na parede posterior da faringe, tendo saído pus espesso. O pus foi enviado para cultura e sensibilidade. No pós-operatório, foi administrado um antibiótico parentérico de largo espetro (amoxicilina com ácido clavulânico). O relatório de cultura e sensibilidade revelou um forte crescimento de Staphylococcus aureus, sensível ao antibiótico administrado. A recuperação decorreu sem intercorrências e o doente teve alta hospitalar ao fim de dois dias.

Discussão:

O espaço retrofaríngeo é um espaço potencial que se situa atrás da faringe, entre a fáscia bucofaríngea que cobre os músculos da faringe e a fáscia pré-vertebral que cobre os músculos pré-vertebrais. Estende-se da base do crânio ao mediastino posterior até ao nível da bifurcação da traqueia. O espaço é dividido por uma rafe fibrosa na linha média em duas metades laterais denominadas "espaço de Gillette". Cada um destes espaços contém um gânglio linfático retrofaríngeo, que normalmente desaparece por volta dos quatro anos de idade. O espaço retrofaríngeo comunica lateralmente com o espaço parafaríngeo.

O abcesso retrofaríngeo é a acumulação de pus neste espaço retrofaríngeo e existem dois tipos clínicos distintos:

1- Abcesso retrofaríngeo agudo

2- Abcesso retrofaríngeo crónico

O abcesso retrofaríngeo agudo é causado principalmente por supuração nos gânglios linfáticos retrofaríngeos. Esta variedade é frequentemente observada em crianças com menos de 4 anos de idade. Nos adultos, o abcesso retrofaríngeo agudo pode ocorrer como resultado de uma lesão penetrante na parede posterior da faringe ou no esófago cervical. Raramente, a infeção pode chegar aqui a partir de um abcesso do ápice petroso.

TESTE-SE A SI PRÓPRIO

Lê o cenário clínico apresentado no início e responde às seguintes perguntas

1- Quais são os diagnósticos diferenciais neste caso?

2- Como é que vai investigar este caso?

3- Como é que vai gerir este caso?

4- O que é o espaço retrofaríngeo e qual o seu conteúdo?

5- Quais são os diferentes tipos clínicos de abcesso retrofaríngeo?

Caso 47

Cenário clínico

Um doente do sexo masculino, de 36 anos de idade, apresentou-se com queixas de dor e inchaço recorrentes na região submandibular do lado direito, desde há vários meses. O inchaço aumentava de tamanho sempre que tomava refeições, especialmente substâncias ácidas. Também apresentava dor no inchaço e no assoalho da boca durante as refeições, que permanecia por uma a duas horas.

Pontos importantes da história:

1- História pormenorizada do inchaço. Segundo ele, não sabia como é que o inchaço tinha começado, mas a primeira vez que reparou no inchaço foi devido a dores. Inicialmente, o inchaço era muito pequeno, mas foi aumentando progressivamente. O inchaço aparecia normalmente durante as refeições e permanecia durante algum tempo. Entre as refeições, o inchaço era pouco visível.

2- História detalhada sobre a dor. Segundo ele, tinha dores na região submandibular e no pavimento da boca durante as refeições, que eram localizadas, surdas, de carácter ligeiro a moderado e permaneciam durante uma a duas horas após as refeições. A dor estava associada ao aumento do tamanho do inchaço.

3- Qualquer historial de febre. Não havia historial de febre.

Pontos importantes do exame clínico:

1- Exame da região sub-mandibular. No momento do exame, não havia nenhum inchaço distinto nesta região, mas havia uma protuberância generalizada da glândula salivar submandibular. À palpação, a glândula era palpável e tinha uma consistência mole a firme.

2- Exame do soalho da boca. Ao pedir ao doente para elevar a língua, foi observada uma protuberância difusa no pavimento da boca do lado direito (fig. 47.1).

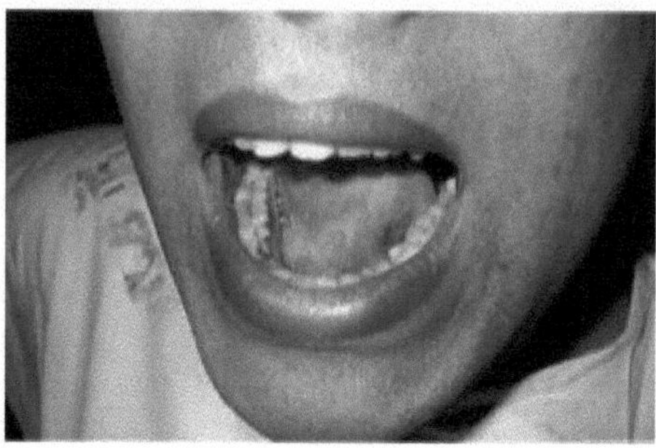

Fig. 47.1

Uma protuberância difusa no pavimento da boca do lado direito

3- Palpação bimanual do pavimento da boca e da região submandibular. Neste doente, estava presente um aumento difuso da glândula salivar submandibular e era palpável uma substância dura no ducto submandibular na sua parte posterior, que era ligeiramente móvel ao longo do ducto. Muito provavelmente tratava-se de um cálculo no ducto.

4- Restante exame otorrinolaringológico. Não há resultados positivos.

Diagnóstico diferencial:

Na história e no exame clínico, este parece ser um caso de pedra no ducto submandibular causando obstrução parcial. As seguintes condições devem ser consideradas como diagnóstico diferencial:

1- Estenose ou estenose do ducto submandibular.

2- Um pequeno tumor do ducto ou das estruturas circundantes que provoca a obstrução do ducto.

3- Nódulo linfático sub-mandibular aumentado.

4- Neoplasia da glândula salivar submandibular.

Investigações:

1- Radiografia simples do pavimento da boca (vista oclusal). Esta mostrava uma sombra radiopaca na região do ducto submandibular (fig. 47.2).

2- Sialograma. Não é efectuado neste caso, uma vez que o cálculo radiopaco era visível na radiografia simples. Se o cálculo não era visível na radiografia simples ou se se suspeitava de outra patologia, como uma estenose, está indicado o sialograma.

3- Outros exames de base para anestesia geral, incluindo hemograma completo, VHS, glicemia aleatória, estudos de coagulação sanguínea, urina D/R e radiografia do tórax (vista em PA). Todos estavam normais.

Diagnóstico:

Tratava-se de um caso de pedra no ducto da glândula salivar submandibular (cálculo salivar).

Tratamento:

O doente foi internado e planeado para a remoção do cálculo

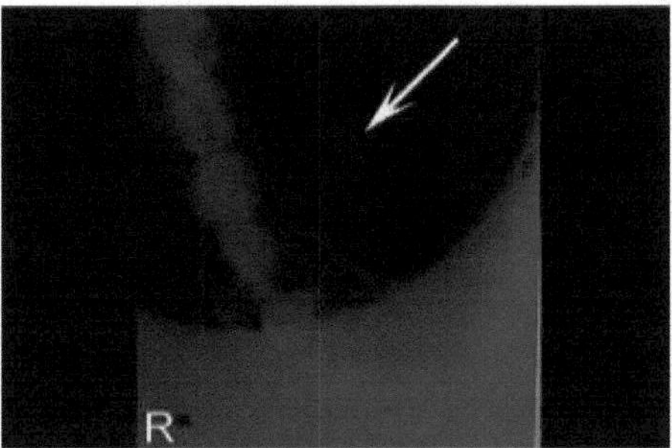

Fig. 47.2 Radiografia simples do pavimento da boca (vista oclusal) mostrando uma sombra radiopaca ao longo do canal submandibular

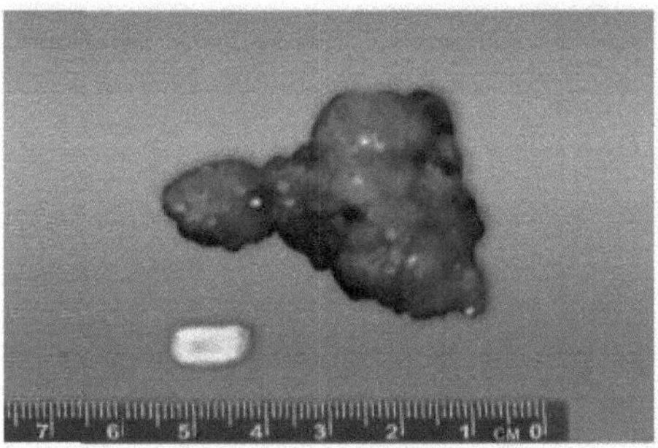

Fig. 47.3 Espécime da glândula salivar submandibular com o cálculo removido intra-oralmente ou remoção da glândula com o cálculo através de uma abordagem externa. O cálculo do ducto submandibular pode ser removido por via intra-oral através da abertura do ducto, se estiver presente no ducto anteriormente. Não é possível remover por via intra-oral o cálculo situado mais posteriormente ou o cálculo na própria glândula. Nestes casos, toda a glândula salivar submandibular é removida juntamente com a maior parte do seu ducto. Neste caso, não foi possível remover o cálculo por via intra-oral, pelo que foi utilizada uma abordagem externa para remover toda a glândula e o seu ducto com o cálculo (fig. 47.3).

Discussão:

A formação de cálculos pode ocorrer no ducto ou no interior da glândula salivar como resultado da deposição de cálcio em quaisquer resíduos epiteliais, muco ou matriz orgânica. A formação de cálculos é muito mais comum no ducto submandibular (90%) do que no ducto parotídeo. Existem várias razões para a maior incidência de formação de cálculos no ducto submandibular. A secreção submandibular é principalmente mucosa e espessa, em comparação com a secreção serosa e fina da glândula parótida. Além disso, o teor de cálcio da secreção submandibular é mais elevado.

TESTE-SE A SI PRÓPRIO

Lê o cenário clínico apresentado no início e responde às seguintes perguntas

1- Quais são os diagnósticos diferenciais neste caso?
2- Como é que vai investigar este doente?
3- Como é que vai gerir este caso?
4- Quais são as opções cirúrgicas para a remoção do cálculo do ducto submandibular?
5- Em que glândula salivar a incidência de formação de cálculos é máxima?

6- Porque é que a incidência da formação de cálculos é maior na glândula submandibular do que na glândula parótida?

Caso 48

Um doente do sexo masculino, de 44 anos de idade, apresentava uma tumefação indolor perto do ângulo da mandíbula, no lado direito, desde há muitos anos. Inicialmente, a tumefação era muito pequena e pouco visível, mas ao longo de muitos anos aumentou gradualmente até atingir o seu tamanho atual (fig. 48.1).

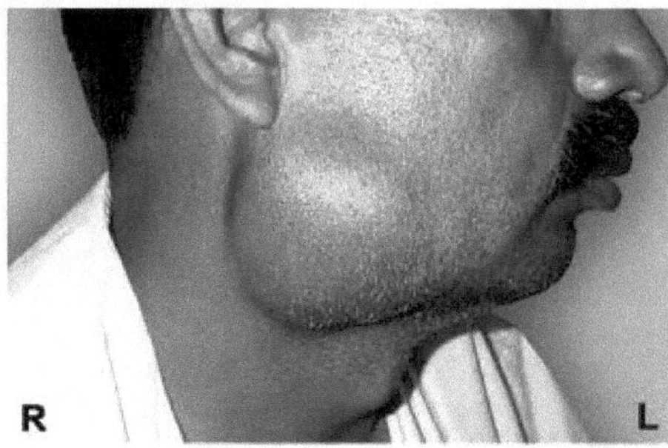

Fig. 48.1 Doente com uma tumefação perto do ângulo da mandíbula do lado direito

Pontos importantes da história:

1- História pormenorizada do inchaço. De acordo com o doente, o inchaço estava presente há muitos anos e ele não sabia como tinha começado. Inicialmente era muito pequeno e ele ignorou-o. Muito lenta e gradualmente começou a aumentar de tamanho até à sua forma atual (fig. 48.1). Muito lenta e gradualmente começou a aumentar de tamanho até à sua forma atual (fig. 48.1). Não conhecia nenhum fator de agravamento ou de alívio e não havia nenhum fator associado.

2- Qualquer historial de aumento súbito de tamanho. Neste caso, não havia tal história e o inchaço estava a aumentar muito lenta e gradualmente.

3- Qualquer história de dor no inchaço. Sentia ocasionalmente algum desconforto na região da tumefação e não havia antecedentes de dor.

4- Qualquer história de paralisia/parésia do nervo facial ou assimetria facial. Não existem antecedentes.

5- Qualquer história de boca seca e dificuldade em mastigar ou engolir. Neste caso, não existia qualquer antecedente.

Pontos importantes do exame clínico:

1- Exame da tumefação. Uma tumefação arredondada, lisa e única, com 8 cm de diâmetro, estava presente na região parotídea e no ângulo da mandíbula do lado direito. As margens da tumefação estavam bem definidas. A pele sobre a tumefação era normal e móvel. Não havia pulsação, descarga, abertura ou sinusite, redutibilidade ou hiperpigmentação sobre a tumefação. A temperatura sobre a tumefação era igual à da zona circundante, sem sensibilidade. A tumefação era de consistência firme, sem flutuações, e a transiluminação era negativa. A tumefação era apenas ligeiramente móvel e parecia ter origem na glândula parótida.

2- Exame do nervo facial. Estava intacto.

3- Exame da cavidade oral e da orofaringe. Também se encontrava dentro dos limites normais.

4- Exame do ouvido. Estava dentro dos limites normais.

5- Exame dos gânglios linfáticos cervicais. Não havia nenhum gânglio linfático palpável no pescoço em nenhum dos lados.

Investigações:

1- Citologia aspirativa por agulha fina. O aspirado foi escasso e mostrou a presença de células mistas de origem ductal e células mio-epiteliais. Não foram observadas características de malignidade nas células. O diagnóstico provável foi de adenoma pleomórfico.

2- Ressonância magnética/ TAC. Não foi efectuado porque o doente não tinha meios para o fazer.

3- Investigações de base para anestesia geral. Todos estavam dentro dos limites normais.

Diagnóstico:

O diagnóstico neste caso foi de adenoma pleomórfico com origem na glândula parótida.

Tratamento:

O doente foi internado e planeado para parotidectomia superficial sob anestesia geral. Foi efectuada uma incisão de parotidectomia (incisão de Blair), conforme ilustrado na fig. 48.2, que começava perto da parte superior do pavilhão auricular, percorria a prega pré-auricular até ao ponto em que o lóbulo estava ligado à face. Voltava-se para trás até à ponta do processo mastoide e, a partir daí, curvava-se para a frente, paralelamente à margem inferior da mandíbula, na prega do pescoço, cerca de dois dedos

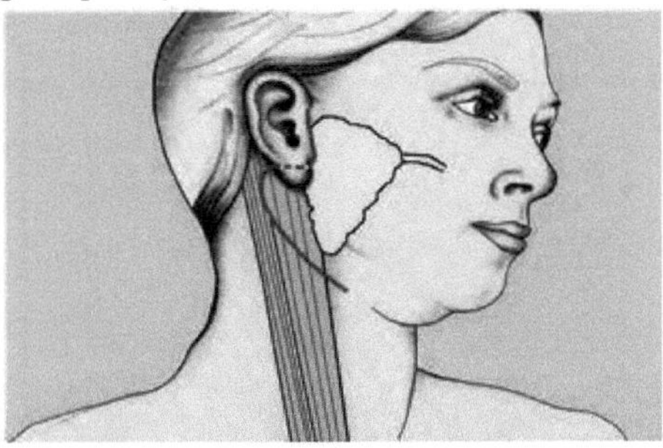

Fig. 48.2

Incisão cirúrgica para parotidectomia abaixo da mandíbula. O retalho foi levantado e refletido anteriormente. Foi identificado o tronco principal do nervo facial, que entrava na glândula parótida. Todo o lobo superficial da glândula foi removido e a ferida foi fechada em camadas após a aplicação de um dreno. A recuperação pós-operatória do doente decorreu sem intercorrências e o doente foi seguido regularmente sem recidiva.

Discussão:

Embora a incidência de tumores das glândulas salivares varie em diferentes regiões geográficas, estes tumores são, em geral, pouco frequentes. Cerca de 80% de todos os tumores salivares localizam-se na parótida, 10% na submandibular e os restantes 10% nas glândulas salivares sublinguais e menores. Na glândula parótida, a maioria dos tumores (cerca de 80%) é benigna. O adenoma pleomórfico é o mais comum dos tumores benignos das glândulas salivares. Caracteriza-se por um crescimento lento e uma evolução clinicamente benigna. É essencialmente um tumor epitelial de morfologia complexa, com tecidos epiteliais e mioepiteliais. Por este motivo, é designado por tumor misto ou pleomórfico. Os elementos epiteliais e mioepiteliais estão dispostos em vários padrões. Está rodeado por uma cápsula falsa, que se forma em resposta à expansão do tumor. Esta cápsula falsa de tecido parotídeo comprimido varia em espessura e o tumor pode estender-se para dentro da cápsula num padrão lobulado ou pseudópode. É por isso que a remoção do tumor através da sua cápsula pode levar à recorrência, pelo que é tratado através da remoção de todo o lobo superficial. É geralmente observado na terceira e quarta décadas, com uma ligeira preponderância feminina. A complicação mais importante da cirurgia da glândula parótida é a lesão do nervo facial. O nervo facial, depois de emergir do forame estilomastóideo, entra na glândula parótida e divide-se nos seus cinco ramos terminais dentro da glândula parótida. Assim, o nervo facial divide a glândula parótida em duas partes, os lobos superficial e profundo.

TESTE-SE A SI PRÓPRIO

Lê o cenário clínico apresentado no início e responde às seguintes perguntas
1- Qual é o diagnóstico mais provável neste caso?
2- Quais são os pontos importantes da anamnese deste doente?
3- Quais são os pontos importantes no exame clínico deste doente?
4- Como é que vai gerir este caso?
5- Qual é a relação do nervo facial com a glândula parótida?
6- Classificar os vários tumores da glândula parótida.

Caso 49

Cenário clínico
Uma doente de 41 anos veio à consulta com a queixa de tumefação na frente do pescoço desde há 4 anos (fig. 49.1).

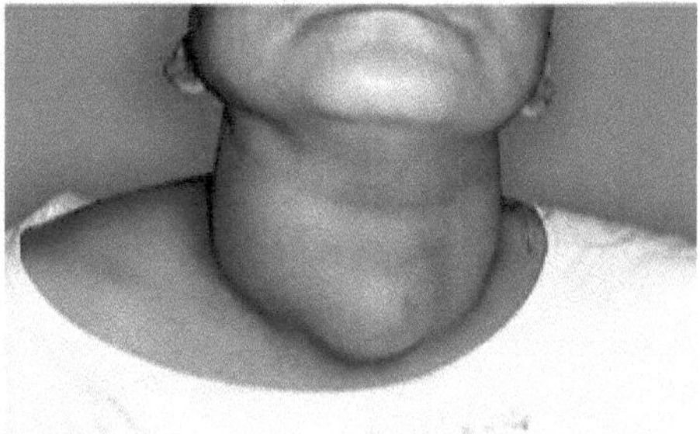

Fig. 49.1
Doente com inchaço à frente do pescoço

Pontos importantes da história:
1- História pormenorizada sobre o inchaço. O início do inchaço foi insidioso e ela não sabia como tinha começado. Depois começou a aumentar de tamanho muito lenta e gradualmente até atingir a sua forma atual. Não havia qualquer fator agravante ou de alívio conhecido e não estava associado a qualquer outra queixa.
2- Qualquer aumento súbito do tamanho do inchaço. Não havia historial de aumento súbito de tamanho.

3- Qualquer historial de dor no inchaço ou no pescoço. Não havia qualquer historial.

4- Qualquer sintoma relacionado com a compressão da passagem dos alimentos ou do ar. Não havia antecedentes de disfagia, dispneia, estridor, etc., mas a doente queixava-se de que agora não conseguia dormir em posição supina durante muito tempo.

5- História de qualquer sintoma relacionado com hiper ou hipotiroidismo, como perda ou aumento de peso, palpitações, tremores, alterações na pele ou no cabelo, alterações nos olhos, alterações no apetite, etc. Não havia qualquer historial.

6- Zona onde vivia. Emigrou recentemente para Carachi da zona norte do país (que é endémica para o bócio).

7- Historial de problemas semelhantes noutros membros da família. Muitos dos seus familiares próximos e membros da família têm problemas semelhantes.

Pontos importantes do exame clínico:

1- Exame físico geral. Era uma mulher de meia-idade, de constituição obesa, com um aspeto confortável e bem orientada. A sua frequência de pulso era de 78 por minuto, a tensão arterial de 130/84 mm Hg, a frequência respiratória de 20 por minuto e a temperatura de 98,8° F. Não havia edema pedal, tremores, sudação ou secura nas mãos, etc.

2- Exame da tumefação. A tumefação irregular estava presente na parte frontal e lateral do pescoço, medindo 15 cm no seu máximo. As margens da tumefação eram mal definidas e difusas. A superfície era irregular com nodularidade. Movia-se com a deglutição, mas não com a protrusão da língua. A pele sobre a tumefação era normal e móvel. A consistência era mole a firme, sem flutuações, e a transiluminação era negativa. A auscultação não apresentava sopros.

3- Movimento das cordas vocais. À laringoscopia indireta, ambas as cordas vocais estavam completamente móveis e normais.

4- Exame dos gânglios linfáticos cervicais. Havia um nódulo linfático palpável no pescoço.

5- Exame dos olhos para detetar proptose e movimentos. Os olhos estavam dentro dos limites normais.

Investigações:

1- Citologia aspirativa por agulha fina da tumefação. Mostrou que o aspirado continha principalmente líquido coloidal com alguns grupos de células foliculares misturadas com histiócitos espumosos e macrófagos carregados de hemossiderina. As características eram sugestivas de bócio nodular benigno.

2- Ultrassonografia do inchaço. Mostrou uma glândula tiroide grosseiramente aumentada com múltiplos quistos de tamanhos variáveis em ambos os lobos da glândula.

3- Testes da função tiroideia. T_3, T_4 e TSH estavam todos dentro dos limites normais.

4- Nível de cálcio no soro. Também se encontrava dentro dos limites normais.

5- Investigações de base para anestesia geral. Todos estavam dentro dos limites normais.

Diagnóstico:

Tratava-se de um caso de bócio multinodular (BMN).

Tratamento:

O doente foi submetido a tiroidectomia sob anestesia geral. Foi feita uma incisão no colar cervical numa prega cutânea e os retalhos foram elevados. Os músculos das cintas foram separados na linha média e retraídos. A glândula tiroide foi exposta e procedeu-se a uma tiroidectomia subtotal (fig. 49.2 e 49.3), com preservação de ambas as glândulas paratiróides inferiores com fornecimento de sangue intacto. Foi colocado um dreno e a ferida foi fechada em camadas. A recuperação pós-operatória decorreu sem intercorrências.

Discussão:

O bócio multinodular (BMN) é um termo comummente utilizado para descrever uma glândula tiroide aumentada com múltiplas áreas de nodularidade. A nível mundial, o BNG é a doença endócrina mais comum, afectando 500 a 600 milhões de pessoas, sendo a deficiência de iodo frequentemente o fator causal. A GNM é ainda classificada como

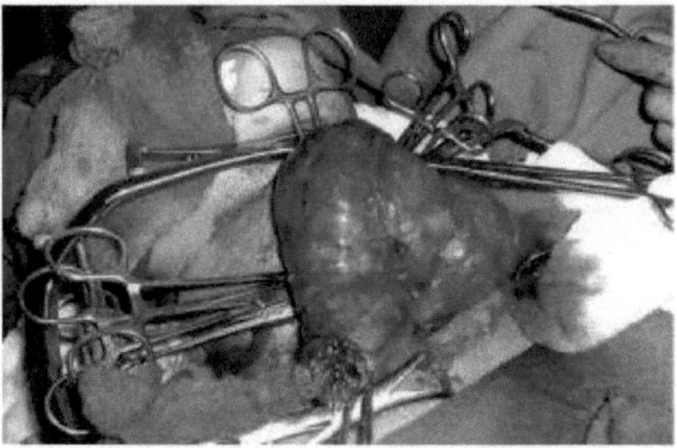

Fig. 49.2 Bócio multinodular durante a cirurgia

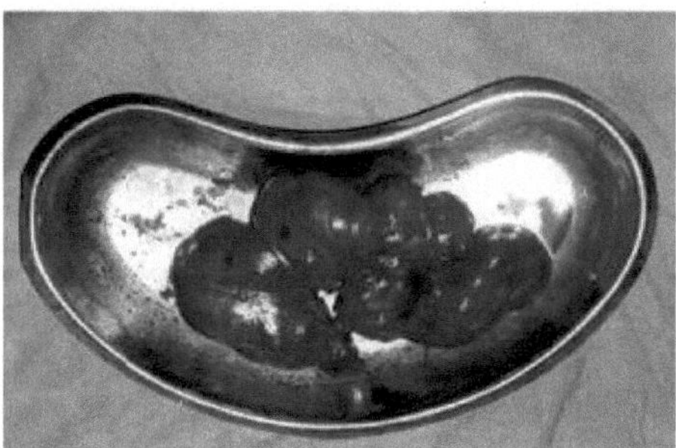

Fig. 49.3 Bócio multinodular após tiroidectomia subtotal

O tratamento varia ligeiramente entre estes dois tipos. No caso típico da MNG não tóxica, é efectuada uma cirurgia, enquanto na MNG tóxica é administrada medicação antes da cirurgia para tornar o doente eutiroideu. Embora a técnica cirúrgica seja a mesma tanto para a MNG tóxica como para a não tóxica.

Em zonas deficientes em iodo, o hipotiroidismo resultante contribui para a etiologia do bócio multinodular. Através do mecanismo de feedback, o hipotiroidismo provoca um aumento da TSH, que estimula o crescimento dos tecidos da tiroide. Outros factores, como as influências genéticas, também desempenham um papel no desenvolvimento do bócio multinodular. Está bem estabelecido que o bócio multinodular pode albergar malignidade oculta, embora a verdadeira incidência tenha sido contestada.

Os doentes com bócio multinodular apresentam frequentemente uma tumefação no pescoço que provoca uma deformação estética ou que é por vezes diagnosticada por um médico durante um exame de rotina. O bócio de grandes dimensões pode produzir sintomas compressivos como disfagia, sensação de algo na garganta ou dispneia, especialmente quando se está deitado em posição supina.

Continua a haver controvérsia quanto à extensão da remoção da glândula tiroide, de modo a evitar a recorrência na MNG e, ao mesmo tempo, evitar complicações graves. Por um lado, existe a tiroidectomia subtotal ou quase total, em que as complicações são menores, mas as probabilidades de recorrência são elevadas e a nova cirurgia nestes casos tem mais complicações. Por outro lado, a tiroidectomia total, em que as probabilidades de recidiva são praticamente nulas, mas as complicações são superiores às da cirurgia parcial. A taxa de recorrência nos casos de MNG, tratados por cirurgia parcial, é diretamente proporcional ao volume de tecidos remanescentes da tiroide deixados para trás e à quantidade de multinodularidade. Nos casos de multinodularidade extensa, bilateral e generalizada, a taxa de recorrência é mais elevada.

TESTE-SE A SI PRÓPRIO

Lê o cenário clínico apresentado no início e responde às seguintes perguntas

1- Quais são os pontos importantes da anamnese deste doente?

2- Quais são os pontos importantes do exame clínico deste doente?

3- Qual é o diagnóstico clínico mais provável após a história e o exame clínico?

4- Como é que vai investigar esse doente?

5- Como é que vai tratar este doente?

6- O que é o bócio multinodular (BMN)?

Caso 50

Cenário clínico

Um rapaz de 14 anos de idade apresentou-se com queixas de tumefação indolor no lado direito do pescoço nos últimos três meses, que estava a aumentar progressivamente (fig. 50.1). Era saudável e não apresentava outros sintomas referentes à área da cabeça e do pescoço, exceto que se queixava de febre baixa e suores, especialmente à noite, durante o mesmo período.

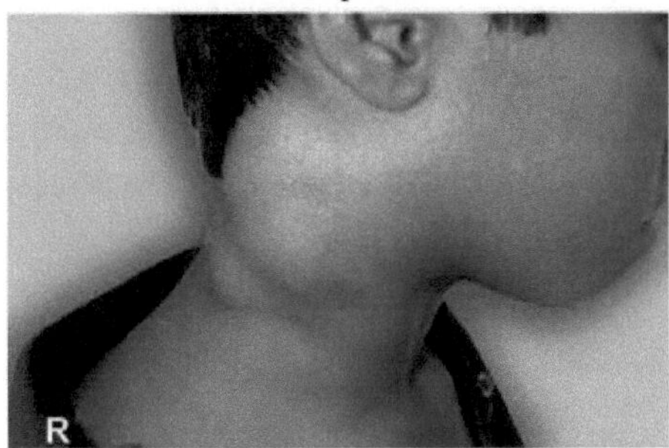

Fig. 50.1

Doente com inchaço no triângulo posterior do pescoço do lado direito

Pontos importantes da história:

1- História pormenorizada do inchaço. Segundo o doente, o inchaço começou de forma insidiosa e, inicialmente, era muito pequeno e pouco visível, mas depois começou a aumentar de tamanho progressivamente de dia para dia. Era indolor, mas por vezes o doente sentia desconforto no pescoço. Não havia factores de agravamento ou de alívio nem qualquer sintoma associado conhecido.

2- História pormenorizada da febre. De acordo com o doente, ele tinha febre baixa frequente, muitas vezes associada a arrepios e suores, especialmente ao fim da tarde e à noite.

3- Qualquer história de obstrução nasal, epistaxe ou outra queixa relacionada com o nariz.

Não havia qualquer antecedente.

4- Qualquer queixa relacionada com as vias respiratórias ou com a passagem de alimentos. Não houve qualquer queixa.

5- Profissão e condição socioeconómica. Era trabalhador de uma oficina mecânica de automóveis e pertencia a uma classe socioeconómica baixa. Vivia numa casa de um quarto com oito membros da família.

6- Qualquer historial familiar de problemas semelhantes, tuberculose ou qualquer doença respiratória. Segundo ele, o seu irmão mais velho tinha tuberculose pulmonar.

7- Qualquer historial de perda de peso ou anorexia. Não existia qualquer historial.

8- Qualquer antecedente de tabagismo, alimentação pobre ou ingestão de álcool. Não existem antecedentes.

Pontos importantes do exame clínico:

1- Exame físico geral. O doente era um jovem rapaz de constituição magra e estatura média, bem orientado. Os seus sinais vitais estavam dentro dos limites normais.

2- Exame do inchaço. Havia uma tumefação irregular no triângulo posterior do pescoço com cerca de 6x8 cm. As margens eram mal definidas e irregulares, a superfície era nodular e a pele sobrejacente tinha um aspeto normal, sem sinais de inflamação. O inchaço não era pulsátil e não era redutível. À palpação, apresentava uma consistência firme, nodular, não flutuante, ligeiramente móvel no seu leito e a pele sobre o inchaço era móvel. A temperatura da tumefação era idêntica à da zona circundante e não era sensível ao toque. A transiluminação foi negativa. A impressão clínica era de múltiplos gânglios linfáticos emaranhados.

3- Exame do nariz e da nasofaringe. Encontrava-se dentro dos limites normais.

4- Exame da garganta e laringoscopia indireta. Estava dentro dos limites normais.

5- Exame dos ouvidos. Não se registou qualquer resultado positivo.

Diagnóstico diferencial:

1- Linfadenopatia tuberculosa

2- Linfoma/leucemia

3- Metástases nodais de um primário na região da cabeça e do pescoço

4- Outras causas de linfadenopatia

5- Tumor benigno ou maligno de origem mesenquimal

Investigações:

1- Imagem completa do sangue e ESR. Revelou um aumento da contagem de linfócitos de 55% e uma VSG de 80 mm na primeira hora.

2- Radiografia simples do tórax (vista PA). Encontrava-se dentro dos limites normais.

3- Ultrassonografia do pescoço. Mostrou múltiplas tumefacções sólidas com necrose central em algumas delas. A impressão era de múltiplos gânglios linfáticos com necrose central. O tamanho total era de 7x8 cm.

4- Citologia aspirativa com agulha fina (FNAC). Mostrou a presença de granuloma com múltiplas células gigantes e necrose casseosa, consistente com tuberculose.

5- Pesquisa de bacilos álcool-ácido rápidos (BAAR) no esputo. O resultado foi negativo para AFB.

6- Teste de Mountoux (MT). Foi fortemente positivo em 14 mm.

Diagnóstico:

O diagnóstico deste caso foi linfadenopatia cervical tuberculosa.

Tratamento:

Foi planeada uma terapia antituberculosa para o doente. Inicialmente, foi administrado um regime de quatro medicamentos durante dois meses, incluindo rifampicina, etambutol, pirazinamida e isoniazida, de acordo com o peso corporal. Após dois meses, foram administrados três medicamentos (rifampicina, etambutol e isoniazida) durante 6 meses. A recuperação do doente decorreu sem intercorrências, com o desaparecimento de todos os gânglios linfáticos cervicais.

Discussão:

A tuberculose é essencialmente uma doença médica. Se o diagnóstico for estabelecido de forma atempada e precisa, a instituição imediata da terapêutica antituberculosa produz uma resolução dramática. No passado, a cirurgia desempenhou um papel importante tanto no diagnóstico como no tratamento da linfadenopatia tuberculosa cervical. A única forma eficaz de efetuar um diagnóstico definitivo nestes casos é a biópsia a céu aberto. A utilização crescente da PAAF na avaliação de massas cervicais revolucionou a capacidade de efetuar um diagnóstico precoce, instituir um tratamento adequado e, em muitos casos, evitar a biopsia aberta.

Apenas 10 a 15% dos doentes que apresentam linfadenopatia tuberculosa cervical terão achados radiológicos torácicos consistentes com tuberculose pulmonar. No entanto, apesar de uma radiografia de tórax normal, alguns destes doentes terão uma cultura de expetoração positiva para bacilos álcool-ácido rápidos (BAAR). Por conseguinte, mesmo que a radiografia seja negativa, todos os doentes com linfadenopatia tuberculosa cervical devem obter uma cultura de expetoração para AFB.

TESTE-SE A SI PRÓPRIO

Lê o cenário clínico apresentado no início e responde às seguintes perguntas

1- Qual é o diagnóstico mais provável neste caso?
2- Como é que vai investigar este doente?
3- Como é que vai gerir este caso?
4- Qual é o papel da biopsia aberta nestes casos?

Printed by Books on Demand GmbH, Norderstedt / Germany